温情本草

WENQING BENCAO

喻本霞　徐元江　主编

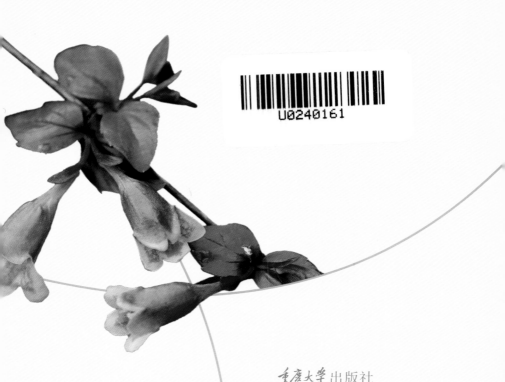

U0240161

重庆大学出版社

内容提要

重庆阴条岭国家级自然保护区生长着许多具有药用价值的植物，它们或长于峭壁之上，或隐于密林深处，抑或生于田间溪边。

本书选取了具有代表性与趣味性的中药38种，既包含了党参、贝母等名贵中药，也涵盖了野胡萝卜、女贞等常见中药。本书兼顾科普性与趣味性，科普小档案包含药材来源、别名、识别特征、产地与生境、药材名、入药部位、性味归经、功能主治、用法用量等，其中用法用量除另有交代外，均为水煎剂内服用量；正文则以药材介绍、相关故事、蕴藏的生活哲理等详细展开。本书可供生物资源与生物多样性工作者、自然科学科普宣教工作者、植物爱好者、社会大众读者等使用和参考。

图书在版编目（CIP）数据

温情本草 / 喻本霞，徐元江主编 . —— 重庆：
重庆大学出版社，2024.9
（"秘境阴条岭"生物多样性丛书）
ISBN 978-7-5689-4545-5

Ⅰ . ①温… Ⅱ . ①喻… ②徐… ③郑… Ⅲ . ①本草—
生物多样性—重庆—普及读物 Ⅳ . ① R281.471.9-49

中国国家版本馆 CIP 数据核字（2024）第 112285 号

温情本草

喻本霞　徐元江　主编

策划编辑：袁文华
责任编辑：陈　力　　版式设计：袁文华
责任校对：刘志刚　　责任印制：赵　晟

重庆大学出版社出版发行
出版人：陈晓阳
社　　址：重庆市沙坪坝区大学城西路21号
邮　　编：401331
电　　话：(023) 88617190　88617185（中小学）
传　　真：(023) 88617186　88617166
网　　址：http://www.cqup.com.cn
邮　　箱：fxk@cqup.com.cn（营销中心）
全国新华书店经销
重庆亘鑫印务有限公司印刷

开本：889mm×1194mm　1/32　印张：6　字数：124千
2024年9月第1版　　2024年9月第1次印刷
ISBN 978-7-5689-4545-5　定价：38.00 元

- 编委会 -

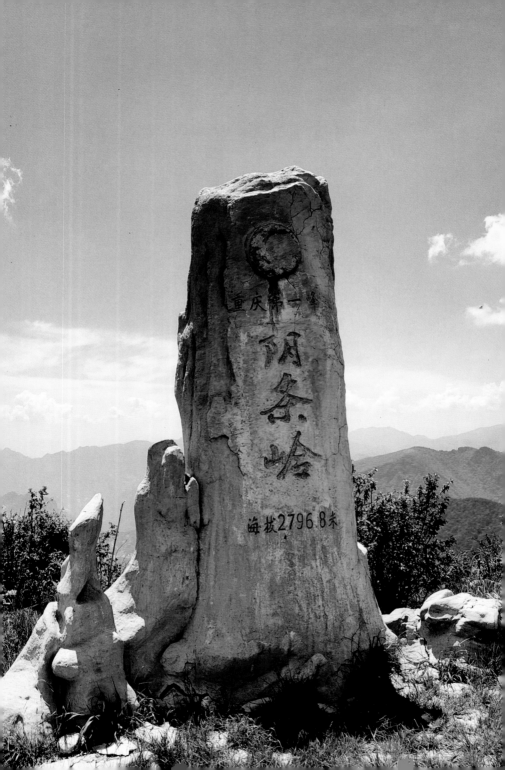

- 丛书序 -

    重庆阴条岭国家级自然保护区位于重庆市巫溪县东北部，地处渝、鄂两省交界处，是神农架原始森林的余脉，保存了较好的原始森林。主峰海拔2796.8米，为重庆第一高峰。阴条岭所在区域既是大巴山生物多样性优先保护区的核心区域，又是秦巴山地及大神农架生物多样性关键区的重要组成部分。其人迹罕至的地段保存着典型的中亚热带森林生态系统，具有很高的学术和保护价值。

    近十多年来，我们一直持续地从事阴条岭的生物多样性资源本底调查，同步开展了部分生物类群专科专属的研究。通过这些年的专项调查和科学研究，积累了大量的原始资源和科普素材，具备了出版"秘境阴条岭"生物多样性丛书的条件。

    "秘境阴条岭"生物多样性丛书原创书稿，由多个长期在阴条岭从事科学研究的专家团队撰写，分三个系列：图鉴系列、科学考察系列、科普读物系列，这些图书的原始素材全部来源于重庆阴条岭国家级自然保护区。

    编写"秘境阴条岭"生物多样性丛书，是推动绿色发展，促进人与自然和谐共生的内在需要，更是贯彻落实习近平生态文明思想的具体体现。

    "秘境阴条岭"生物多样性丛书中，图鉴系列以物种生态和形态照片为主，辅以文字描述，图文并茂地介绍物种，方便读者识别；科学考察系列以专著形式系统介绍专项科学考察取得的成果，包括物种组成尤其是发表的新属种、新记录以及区系地理、保护管理建议等；科普读物系列以图文并茂、通俗易懂的方式，从物种名称来历、生物习性、形态特征、经济价值、文化典故、生物多样性保护等方面讲述科普知识。

自然保护区的主要职责可归纳为六个字：科研、科普、保护。"秘境阴条岭"生物多样性丛书的出版来源于重庆阴条岭国家级自然保护区良好的自然生态，有了这个绿色本底才有了科研的基础，没有深度的科学研究也就没有科普的素材。此项工作的开展，将有利于进一步摸清阴条岭的生物多样性资源本底，从而更有针对性地实行保护。

"秘境阴条岭"生物多样性丛书的出版，将较好地向公众展示阴条岭的生物多样性，极大地发挥自然保护区的职能作用，不断提升资源保护和科研科普水平；同时，也将为全社会提供更为丰富的精神食粮，有助于启迪读者心灵、唤起其对美丽大自然的热爱和向往。

重庆阴条岭国家级自然保护区是中国物种多样性最丰富、最具代表性的保护区之一。保护这里良好的自然环境和丰富的自然资源，是我们的责任和使命。以丛书的方式形象生动地向公众展示科研成果和保护成效，将极大地满足人们对生物多样性知识的获得感，提高公众尊重自然、顺应自然、保护自然的意识。

自然保护区是自然界最具代表性的自然本底，是人类利用自然资源的参照系，是人类社会可持续发展的战略资源，是人类的自然精神家园。出版"秘境阴条岭"生物多样性丛书，是对自然保护区的尊重和爱护。

"秘境阴条岭"生物多样性丛书的出版，得到了重庆市林业局、西南大学、重庆师范大学、长江师范学院、重庆市中药研究院、重庆自然博物馆等单位的大力支持和帮助。在本丛书付梓之际，向所有提供支持、指导和帮助的单位和个人致以诚挚的谢意。

　　限于业务水平有限，疏漏和错误在所难免，敬请批评指正。

重庆阴条岭国家级自然保护区管理事务中心

杨志明

2023 年 5 月

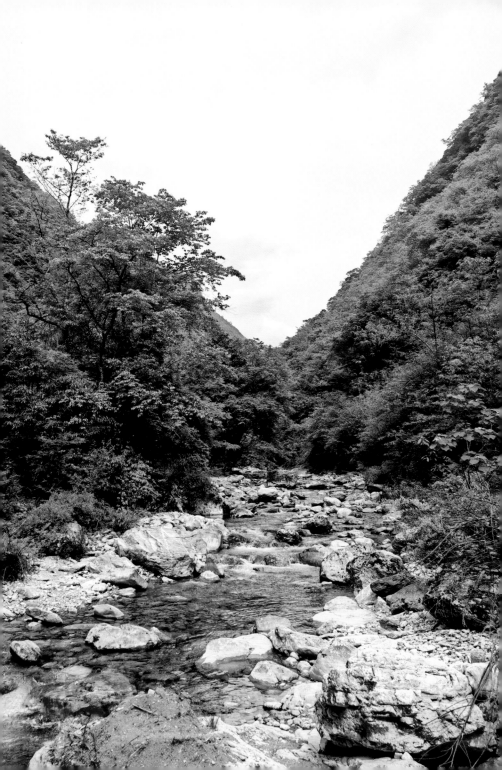

- 前 言 -

    重庆阴条岭国家级自然保护区位于重庆市巫溪县境内，是神农架原始森林的余脉，保存了较好的原始森林。巫溪县素有"天然药库"之称，党参、天麻、独活等药材蕴藏量丰富，拥有一批如"巫溪独活""大宁党参""太白贝母"等享誉全国的优质药材。重庆阴条岭国家级自然保护区以其独特的环境和丰富的生物多样性孕育了无数珍稀动植物，是一座古朴而稀有的自然保护地。

    远在先秦时期，《山海经》就称这一带为"帝药八斋"之一。重庆阴条岭国家级自然保护区以高山寒水孕育世间珍稀中药，以传世典故重温中药文化。正是在这样的背景下，我们编写了《温情本草》一书，希望通过探索重庆阴条岭国家级自然保护区的中药材，让读者领略到大自然的神奇魅力，感受到中药文化的深厚底蕴。我们通过深入研究和实地调查整理出《阴条岭药用植物名录》，并结合《阴条岭药用植物名录》和现行版《中国药典》以及各省区市的地方标准，选取了具有代表性与趣味性的中药 38 种，其中 33 种收录于《中国药典》，3 种收录于湖北省等省区市地方标准，1 种记载于《中华本草》，1 种为地方习用药。本书既包含了党参、贝母等名贵中药，也涵盖了野胡萝卜、女贞等常见中药。本书兼顾科普性与趣味性，每部分内容包含科普小档案和正文，其中科普小档案包含药材来源、别名、识别特征、产地与生境、药材名、入药部位、性味归经、功能主治、用法用量等内容，其中用法用量除另有交代外，均为水煎剂内服用量；正文则以药材介绍、相关故事、蕴藏的生活哲理等详细展开。

重庆阴条岭国家级自然保护区生长着许多具有药用价值的植物，它们或长于峭壁之上，或隐于密林深处，抑或生于田间溪边。让我们跟随此书一同走进秘境阴条岭，探寻那些隐藏在深山中的中药，重温中药中的文化与传奇故事。保护好这些野生的中药，才能确保中药材的可持续利用和中药文化的传承发展。

在编写本书的过程中，我们深感中药文化的博大精深，希望本书能为传承中药知识和弘扬中药文化尽一份绵薄之力。愿《温情本草》能成为读者了解中药材、感受中药文化、珍爱自然环境的一扇窗户。

本书的编写得到了重庆阴条岭国家级自然保护区管理事务中心、重庆市中药研究院多位领导和同行的鼎力相助，在此特别感谢他们为本书的编写所付出的辛勤努力与宝贵时间。

鉴于编者水平所限，书中难免存在疏漏之处，敬请广大读者批评指正。

重庆市中药研究院

喻本霞

2024 年 3 月

- 目 录 -

无风自摇

— 重齿当归 —

【来源】伞形科当归属重齿当归 *Angelica biserrata*（Shan et Yuan）Yuan

【别名】肉独活、香独活、川独活、独摇草、重齿毛当归

【识别特征】多年生草本。茎直立，带紫色，有纵沟纹。根生叶和茎下部叶的叶柄细长，基部成宽广的鞘，边缘膜质。叶片卵圆形，2回3出羽状复叶，边缘有不整齐重锯齿，两面均被短柔毛，茎上部的叶简化成膨大的叶鞘。复伞形花序顶生或侧生；密被黄色短柔毛；小伞形花序具花15～30朵；花白色；花瓣5，向内折；雄蕊5，花丝内弯。双悬果背部扁平背棱和中棱线形隆起，侧棱翅状。花期7—9月，果期9—10月。

【产地与生境】产于重庆（巫山、巫溪）、湖北（恩施、巴东）、江西（庐山）、安徽、浙江（天目山）等地。生于阴湿山坡、林下草丛中或稀疏灌丛中。重庆、湖北及陕西等地的高山地区有栽培。模式标本采自重庆巫溪。

【药材名】独活。

【入药部位】干燥根。

【性味归经】辛、苦，微温。归肾、膀胱经

【功能主治】祛风除湿，通痹止痛。用于风寒湿痹，腰膝疼痛，少阴伏风头痛，风寒挟湿头痛。

【用法用量】3～10克。

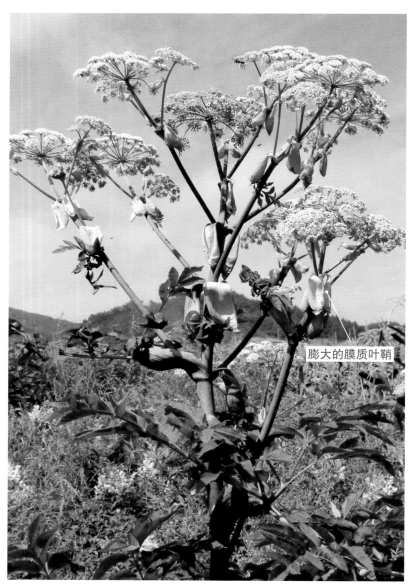

膨大的膜质叶鞘

重齿当归（栽培）

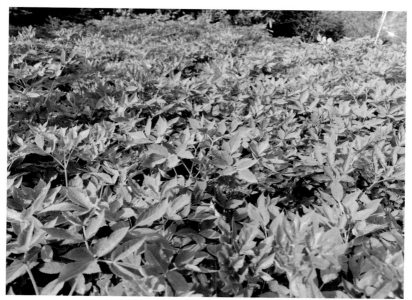

重齿当归（栽培）

　　重庆巫溪是独活的发现地，1983 年中国学者发现了该植物，因其叶片重齿状的特征遂将其命名为"重齿毛当归"。独活是其药材名称，因种植的根茎柔软，也有"肉独活"之称。《大宁县志》记载巫溪独活种植始于清道光年间。现在高山地区多有种植，已成为当地乡村的致富"香饽饽"。

　　大巴山脉、七曜山脉至武陵山脉是独活种植主产区，从湖北巴东，重庆巫山、巫溪、城口，四川巴中、广元，陕西汉中，到甘肃平凉，都适合种植独活。大抵是独活生存依附高山寒湿之地。大巴山是独活种群分布最多的地方，其亲缘相近植物较多，如城口当归等。

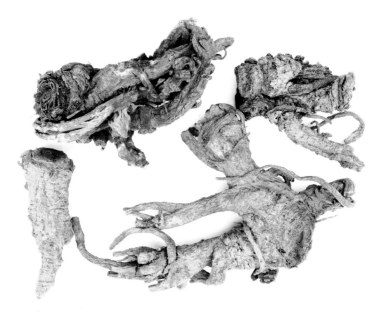

独活（药材）

　　阴条寒风胜，水气共氤氲。阴条岭国家级自然保护区的独活大多生长于 1600 米左右的高山中，早晚温差大，正午烈日晒，晚来寒彻骨，雨水充沛而潮湿，独活能葳蕤生长，因而具有祛风除湿的作用，这大概是诸药所生皆有境界吧。独活是治疗风湿病的要药，多用于治疗双腿风湿、风寒痹痛。

　　独活也能治疗眩晕，据《本草求真》记载："以故两足湿痹不能动履。非此莫痊。风毒齿痛。头眩目晕。非此莫攻。"独活治双足风湿、眩晕、牙齿痛早有实践证明。

　　独活的茎多为一枝独上，在顶部开伞形白花，远观好似一片雪海，惹得蜜蜂等昆虫来采，在花枝间翩翩起舞，看上去真是无风自摇了。

明代王世贞有诗曰："欢似吴江水,西去不通潮。妾如独活草,无风长自摇。安能对闾阖,暮暮复朝朝。"意思是妻子每日倚门伸长脖子望着山路,翘盼夫君的身影出现。诗人用独活无风自摇的形态,将左顾右盼望夫归的妻子形态描写得淋漓尽致。

独活也因名字成为文人们伤感的话题,清代文学家张景祁写道:"玉骨香桃瘦不支,懒拈红豆写新词,薄寒更奈雨如丝。量药忍教尝独活,咒花不许放将离。酸辛情味有谁知。"独活辛香的药味很浓,单独一味煎汤会使人难以下咽,所以加量让人尝独活,其中的苦辛之味只能自己承受了。

独活生长于高山之地,远离尘世,不与一般花草争宠夺爱,忍受着风寒湿气的侵蚀,却成就治病救人之功。独生自好,不理别人怨,一心向善行。

独活既是一味药,也是一种生活状态。

朴实无华

— 密蒙花 —

【**来源**】玄参科醉鱼草属密蒙花 *Buddleja officinalis* Maxim.

【**别名**】蒙花、小锦花、黄饭花

【**识别特征**】灌木，高 1 ~ 4 米。小枝略呈四棱形，灰褐色；小枝、叶下面、叶柄和花序均密被灰白色星状短绒毛。叶对生，叶片纸质，狭椭圆形、长卵形、卵状披针形或长圆状披针形。花多而密集，组成顶生聚伞圆锥花序；花梗极短；小苞片披针形，被短绒毛；花萼钟状，花萼裂片三角形或宽三角形；花冠紫堇色，后变白色或淡黄白色，喉部橘黄色；雄蕊着生于花冠管内壁中部；蒴果椭圆状，外果皮被星状毛，基部有宿存花被；种子多颗，狭椭圆形。花期 3—4 月，果期 5—8 月。

【**产地与生境**】产于山西、陕西、甘肃、江苏、安徽、福建、河南、湖北、湖南、广东、广西、四川、重庆、贵州、云南和西藏等省区市。生于海拔 200 ~ 2800 米向阳山坡、河边、村旁的灌木丛中或林缘。

【**药材名**】密蒙花。

【**入药部位**】干燥花蕾和花序。

【**性味归经**】甘，微寒。归肝经。

【**功能主治**】清热泻火，养肝明目，退翳。用于目赤肿痛，多泪羞明，目生翳膜，肝虚目暗，视物昏花。

【**用法用量**】3 ～ 9 克。

【**特点**】花可提取芳香油，也可做黄色食品染料。

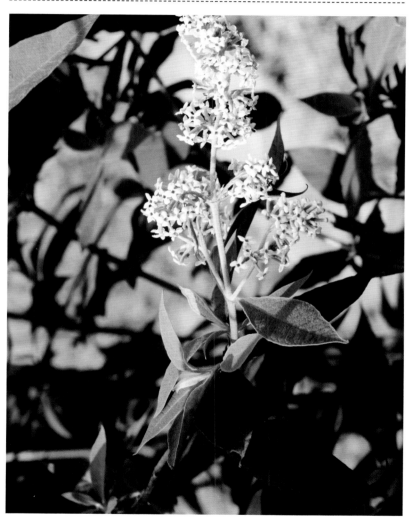

密蒙花（顶生聚伞圆锥花序）

清明节前后，路边灌木丛中探出一条白色的花枝，上面长着小小的花，花瓣白中带有黄色、红色斑点。初看毫不起眼，细闻有淡雅之香。这就是密蒙花，一种看似朴实无华，却具独特魅力的植物。

密蒙花的生命力顽强，适应力强，广泛分布于全国各地。其全身都是宝，花可以入药或做食品的染料。密蒙花的别名也有很多，如染饭花、蒙花、黄饭花、小锦花、疙瘩皮树花、鸡骨头花、羊耳朵、蒙花树、米汤花、黄花树、糯米花等。

密蒙花具有特别的蜜香味。在我国南方地区，人们喜爱用密蒙花制作黄米饭。黄米饭制作方法简单：首先将密蒙花洗净加入清水煮沸至水变成黄色，过滤其汁液；然后用汁液浸泡糯米 5～6 小时，至糯米完全发胀；最后滤干，上锅蒸 1 小时即可。在出笼的那一瞬间，能明显地感觉到香气四溢，让人垂涎欲滴。

密蒙花最早记载于宋代《开宝本草》，此后历代本草均有收载。其性味、归经的认识基本一致，即以味甘、性微寒为主，无毒，归肝经，具有祛风凉血、清肝明目、退翳的功效，主治肝经血热所致的眼部疾患。在古代，密蒙花的主要产地为四川、重庆、云南、贵州等，炮制方法多种多样；现代主产地为山西、陕西、甘肃、四川等，炮制方法以净制、蜜制为主。它不仅是人们美食的好搭档，也是重要的中药材。临床上主要用于治疗目赤肿痛、多泪羞明、眼生翳膜等症。密蒙花含有黄酮类、苯乙醇类、萜类、生物碱类和挥发油类成分，具有抗氧化、抗菌、抗炎、保护神经、免疫调节等多种药理

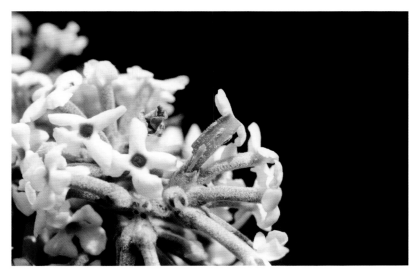

密蒙花（钟状花萼）

活性。宋代毕士安《答王黄门寄密蒙花》诗中有："多病眼昏书懒寄，烦君远寄密蒙花。"可见密蒙花的功效自古以来就被认可。

　　清明节前后，密蒙花悄悄盛开，虽没有牡丹的国色天香，也没有蜡梅的凌寒独自开，但有的是默默在贫瘠之地的坚守。密蒙花的花语蕴含着"幸福到来"的深意，它象征着只要我们持续坚持，幸福终将到来。

抗疟古方
── 黄花蒿 ──

【来源】菊科蒿属黄花蒿 *Artemisia annua* L.

【别名】青蒿、苦蒿

【识别特征】一年生草本；植株有浓烈的挥发性香气。根单生，垂直，狭纺锤形；茎单生，高 1 ~ 2 米；茎、枝、叶无毛。叶纸质，绿色；茎下部叶宽卵形或三角状卵形，两面具细小脱落性的白色腺点及细小凹点，三（至四）回栉齿状羽状深裂；中部叶二（至三）回栉齿状的羽状深裂；头状花序球形，有短梗；在分枝上排成总状或复总状花序，并在茎上组成开展、尖塔形的圆锥花序；花深黄色，雌花 10 ~ 18 朵，花冠狭管状，外面有腺点，花柱线形伸出花冠外；两性花 10 ~ 30 朵，花冠管状，花柱近与花冠等长，有短睫毛。瘦果小，椭圆状卵形，略扁。花果期 8—11 月。

【产地与生境】遍及全国，适应性强。生长在路旁、荒地、山坡、林缘等处。

【药材名】青蒿。

【入药部位】干燥地上部分。

【性味归经】苦、辛，寒。归肝、胆经。

【功能主治】清虚热，除骨蒸，解暑热，截疟，退黄。用于温邪伤阴，夜热早凉，阴虚发热，骨蒸劳热，暑邪发热，疟疾寒热，湿热黄疸。

【**用法用量**】6 ~ 12 克，后下。

【**特点**】南方民间取枝叶制酒饼或作制酱的香料，牧区作牲畜饲料。

黄花蒿（尖塔形圆锥花序）

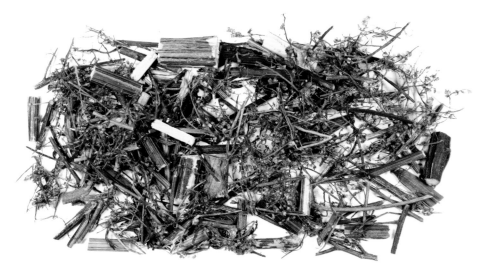

青蒿（饮片）

在阴条岭国家级自然保护区的田野间漫步，目光所及之处，看见了一片青翠的高大草本。微风吹过，夹杂着一种独特的药香味扑面而来，让人顿觉神清气爽，仿佛所有的疲惫都被这股清新的气息所消散。仔细观察之后，你会发现它们的花朵呈现出一种独特的黄色，因此得名黄花蒿，但更为人们所熟知的，却是它们的另一个名字——青蒿。

青蒿，一个看似平凡无奇的名字，却蕴藏着惊人的力量。青蒿被用于治疗多种疾病，发挥着不可或缺的作用。疟疾是由疟原虫感染引起的疾病，青蒿素问世和推广前，全世界每年约有 4 亿人次感

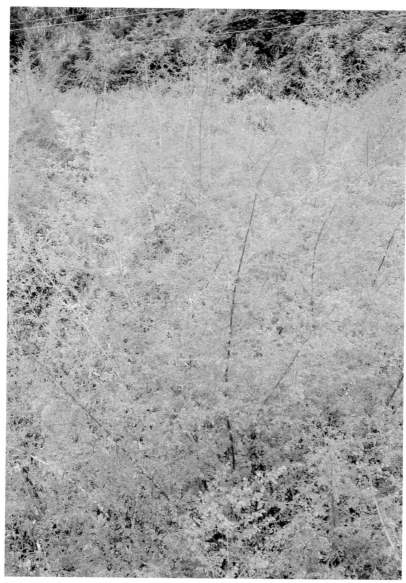

黄花蒿（栽培）

染疟疾。近代以来，常山、金鸡纳都曾作为抗疟药，虽有一定的疗效，但副作用较大，对恶性疟原虫的效力较差。直到1978年，屠呦呦团队发现了青蒿素，才让疟疾这一古老的疾病得到了低副作用的有效治疗，此后又成功研制出临床药效高于青蒿素的抗疟新药——双氢青蒿素。2015年10月，屠呦呦又以"从中医药古典文献中获取灵感，先驱性地发现青蒿素，开创疟疾治疗新方法"，获得诺贝尔生理学或医学奖。

东晋时期葛洪所著的《肘后备急方》提到："青蒿一握，以水二升渍，绞取汁，尽服之。"这句话给了屠呦呦"灵感"，通常的提取方法中的加热步骤可能会破坏药物的活性成分，而较低的温度有助于保持青蒿素的稳定。

在田野路边静静生长着的青蒿，无言地奉献着自己。青蒿，像一位隐于人间的"侠客"，每当恶性疟疾肆虐人间时，它就会挺身而出。以自己的身躯，提取出宝贵的青蒿素，不求回报，默默无闻，只为了维护人类健康。看似普通的它，却改变了世界、传播了中国中医药文化。

滋阴润肺

— 天门冬 —

【来源】天门冬科天门冬属天冬 *Asparagus cochinchinensis*（Lour.）Merr.

【别名】天冬、三百棒、丝冬、老虎尾巴根

【识别特征】多年生攀援草本植物。根在中部或近末端呈纺锤状膨大；茎平滑分枝具棱或狭翅；叶状枝通常每 3 枚成簇，扁平或由于中脉龙骨状而略呈锐三棱形，稍镰刀状；花通常每 2 朵腋生，淡绿色；花梗长 2 ~ 6 毫米，关节一般位于中部，有时位置有变化；雄花花被长 2.5 ~ 3 毫米，花丝不贴生于花被片上；雌花大小和雄花相似。浆果球状，熟时红色，有 1 颗种子。花期 5—6 月，果期 8—10 月。

【产地与生境】从河北、山西、陕西、甘肃等省区的南部至华东、中南、西南各省区都有分布。生于海拔 1750 米以下的山坡、路旁、疏林下、山谷或荒地上。

【药材名】天冬。

【入药部位】干燥块根。

【性味归经】甘、苦，寒。归肺、肾经。

【功能主治】养阴润燥，清肺生津。用于肺燥干咳，顿咳痰黏，腰膝酸痛，骨蒸潮热，内热消渴，热病津伤，咽干口渴，肠燥便秘。

【用法用量】6 ~ 12 克。

【**特点**】天冬可直接泡水或者炖汤或者泡酒喝，炖汤时加入枸杞和鸡肉，可以起到润肠通便之功效。天冬属于寒凉食物，体质寒凉者不宜服用。

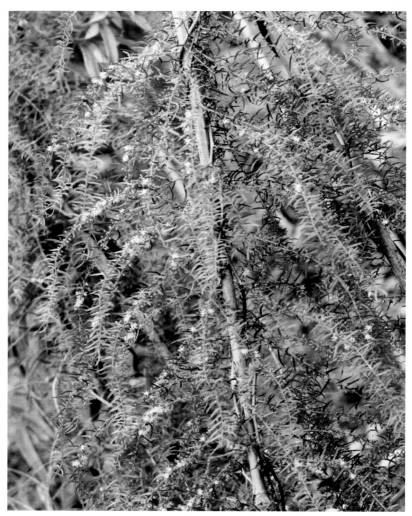

天门冬（攀援茎）

在通往重庆巫溪兰英乡的路边林下，生长着一种不知名的小草，其茎细长柔弱，常常缠绕在其他树木之上。在没有了解它之前，没有人会想到它是一味传统中药。

天冬的主要成分是多糖与皂苷，其中有菝葜皂苷元、异菝葜皂苷元、薯蓣皂苷元及这些皂苷元的糖苷；氨基酸类主要有天冬酰胺，另有瓜氨酸、丝氨酸、苏氨酸、脯氨酸、甘氨酸等19种。

天冬作为我国传统中药，在历代本草中均有记载，以清肺补肾为主，具有止消渴、利小便的功效。陶弘景的《名医别录》中记载："保定肺气，去寒热，养肌肤，益气力，利小便，冷而能补。"清代卢之颐在编撰《本草乘雅半偈》时将天冬功效与其性状特征相联系："柔润多脂，得澄湛水体，故强骨髓；色白性降，得清肃金用，故益肺气。久服骨气以精，故轻身，延年，不饥。"

天冬不仅是一味药，也是一种食品，通常用来炖鸡、泡酒、制作蜜饯等。天冬蜜饯其味甜美，滋润化渣，沁人心脾，妙不可言。

天冬属植物是非常有意思的一类植物，具有一文一武。其中，文竹形态优雅，葱茏苍翠，似碧云重叠，有一种文静的美；武竹指天冬，柔枝嫩绿，密刺丛生，引蔓长伸，如行云流水，有一种粗放与不拘的美。现代人多喜爱在办公桌上养文竹，表现一种宁静致远的感觉。古人对武竹——天冬也不乏赞美，如杜甫的《巳上人茅斋》："江莲摇白羽，天棘梦青丝。"这里描绘的天棘，就是天冬延展的藤蔓，因上面有刺而显得棘手。宋代朱熹见窗外的天冬形态优美，

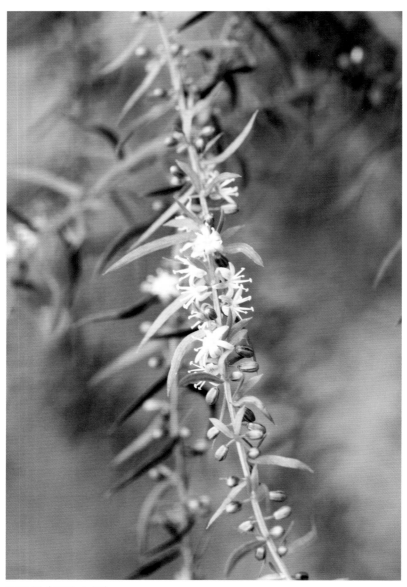

天门冬（腋生小花）

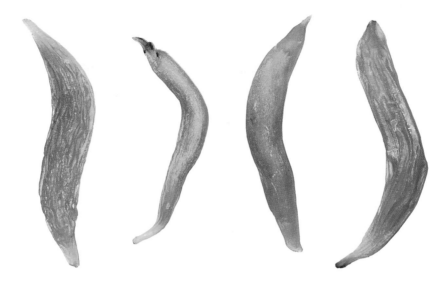

天冬（药材）

清新脱俗，于是吟诵道："高萝引蔓长，插榱垂碧丝，西窗夜来雨，无人领幽姿。"

　　不同于文竹的文静，天冬看似柔弱曼妙的身影却长了尖刺，其带刺的枝条引人观赏，却也拒人咫尺之间！

　　天冬不单是一味滋阴润肺药，还似一位精神导师。它告诉我们一个道理：在自己的生活中保持一种既能亲近又能保护自己的平衡。

凌冬青翠

—— 女贞 ——

【**来源**】木犀科女贞属女贞 *Ligustrum lucidum* W.T. Aiton

【**别名**】女贞实、冬青子、爆格蚤、白蜡树子、鼠梓子

【**识别特征**】高大乔木，树皮灰褐色。枝圆柱形，疏生圆形或长圆形皮孔。叶片常绿，革质，卵形、长卵形或椭圆形至宽椭圆形，上面光亮，两面无毛；叶柄长，上面具沟，无毛。圆锥花序顶生；花序轴无毛，紫色或黄棕色，果时具棱；花小，无梗或近无梗；花冠长 4 ～ 5 毫米，花冠裂片反折。果肾形或近肾形，成熟时呈红黑色，被白粉；果梗长 0 ～ 5 毫米。花期 5—7 月，果期 7 月至翌年 5 月。

【**产地与生境**】产于长江以南至华南、西南各省区市，向西北分布至陕西、甘肃等地。生于海拔 2900 米以下疏、密林中，常作行道树栽种于道路两旁。

【**药材名**】女贞子。

【**入药部位**】成熟果实。

【**性味归经**】甘、苦，凉。归肝、肾经。

【**功能主治**】滋补肝肾，明目乌发。适用于肝肾阴虚，眩晕耳鸣，腰膝酸软，须发早白，目暗不明，内热消渴，骨蒸潮热。

【**用法用量**】6 ～ 12 克。

【**特点**】种子油可制肥皂；花可提取芳香油；果含淀粉，可供酿酒或制

酱油；枝、叶上放养白蜡虫，能生产白蜡，蜡可供工业及医药用；叶药用，具有解热镇痛的功效；植株可作丁香、桂花的砧木或行道树。

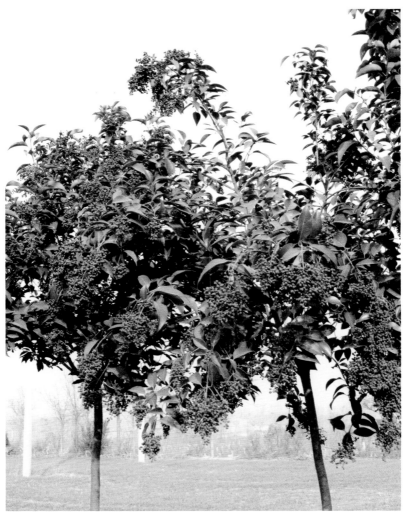

女贞（栽培）

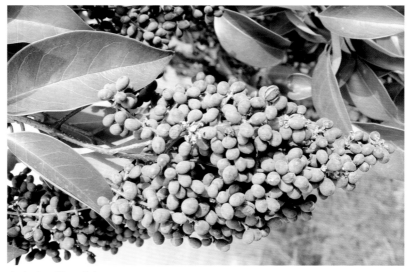

女贞（圆锥果序）

初夏的骄阳下，行走于林间小路，突然闻到一阵淡淡的香味。闻香识树，抬头间，可见一棵树形笔直、树冠茂密的女贞树。一簇簇洁白的花团矗立于枝头，上面还有勤劳的蜜蜂在采蜜；叶片上有一层蜡质膜，有利于过冬，故其方能凌冬不凋。女贞果实称为女贞子，形状多为肾形或者近肾形，颜色紫色或者黄棕色，成熟后变成红黑色，果实很小，成熟后像小葡萄。

明代李时珍在《本草纲目》中描述女贞树名称的由来："此木凌冬青翠，有贞守之操，故以女贞状之。"古代民间流传着这样一句话："而贞女慕其名，或树之于云堂，或植之于阶庭。"关于女贞的故事较多，大致如下：有一对青年夫妻相亲相爱，因妻不幸亡

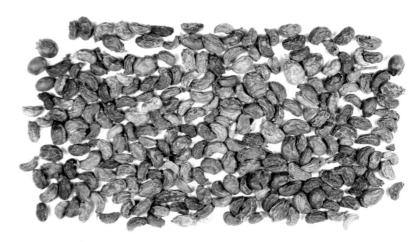

女贞子（药材）

故导致丈夫思念成疾，身体衰弱以致形枯。想不到在妻子的坟上生长出一株枝叶繁茂的小树，结出的果实乌黑发亮，遂被其丈夫摘食，最终丈夫通过食用此果而衰病获愈。人们由这棵树联想到贞女，因此该果实就有了女贞子的名字。

古人眼中的女贞，象征坚贞的爱情与凌冬不凋的品质。清代夏伊兰在《古意》中描绘道："缅彼春花开，红紫纷繁缛。争妍更取怜，时荣亦时落。遂令深情人，怜香歌当哭。所以桃李姿，不及女贞木。"诗中写道桃李的花虽然好看，但是不及女贞花。女贞如其名一般，坚贞不屈，在寒冷的冬天成为那一抹青翠的新绿。

女贞子是滋阴补肾、乌发明目的良药。女贞子不仅是一味药，更是人间不畏困难的精神与坚贞爱情的象征。

神来之笔

— 多蕊蛇菰 —

【来源】蛇菰科蛇菰属多蕊蛇菰 *Balanophora polyandra* Griff.

【别名】木菌子、土苁蓉、通天烛

【识别特征】草本，高 5～25 厘米，全株带红色至橙黄色；根茎块茎状，常分枝，密被颗粒状小疣瘤并疏生带灰白色的星芒状小皮孔；花茎深红色。花雌雄异株（序）；雄花序圆柱状，雄花两侧对称，花被裂片 6 片；聚药雄蕊近圆盘状，中央呈脐状突起，花药短裂，分裂为 20～60 小药室；雌花序卵圆形或长圆状卵形，长 2～3 厘米；子房呈伸长的卵形，基部渐狭或近圆柱形，花柱丝状；附属体倒圆锥形或近棍棒状。花期 8—10 月。

【产地与生境】产于陕西（秦岭及其以南地区）、甘肃（东南部）、四川（东北部）和湖北（西北部）。生于海拔 2400～3150 米的山坡草丛中或水边。

【药材名】通天蜡烛。

【入药部位】干燥全草。

【性味归经】苦、微涩，平。

【功能主治】清热解毒，滋阴养血，止血。用于淋病，梅毒，血虚，出血。

【用法用量】9～15 克。

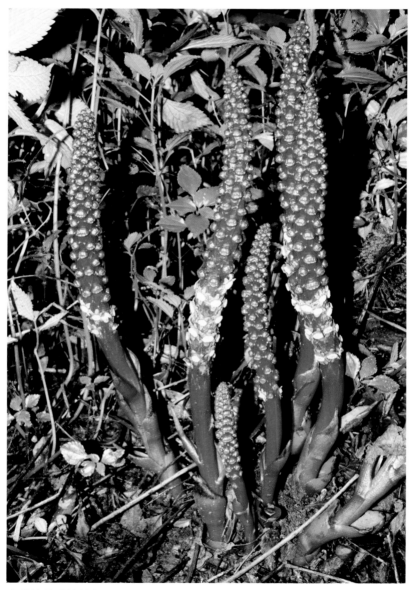

多蕊蛇菰（雄株）

初秋，风和日丽，阳光不燥，从阴条岭国家级自然保护区红旗管护站出发，溯流而上，穿过深山密林，跨过冰凉的溪流，还需要时刻提防路边的旱蚂蟥。不经意间见到地上一朵朵红色而又奇特的"蘑菇"。秋天的蛇菰会钻出泥土，如菌类一样涌生于地，呈现红色且质地脆嫩，从而被误认为是一种真菌类，其实它是一种罕见的根寄生植物。蛇菰没有自己的叶绿体及根，以吸盘的形式与寄主的根相连，完全依赖于汲取寄主的营养物质而生存。

蛇菰科的"亲戚"数目相当可观，蛇菰科约有18属80种植物，主要分布在亚洲和大洋洲的热带及亚热带地区。在我国，蛇菰科有19种，主要分布于西南地区。蛇菰长相奇特，因其花序形如粗粗的

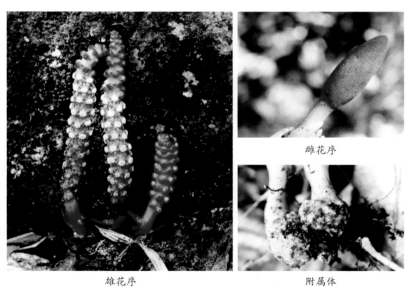

雌花序

雄花序

附属体

多蕊蛇菰

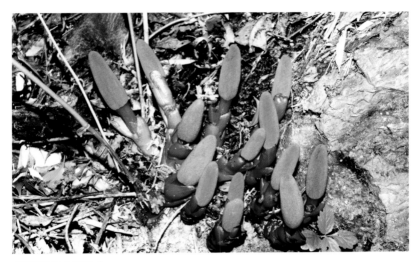
多蕊蛇菰（雌株）

毛笔，民间传说周文王途经密林，曾用它当笔写诗作画、批阅公文，故得名"文王一支笔"。

据《本草纲目》记载，蛇菰为葛菜花，"诸名山皆有之，惟太和山采取，云乃葛之精华也。秋霜浮空，如芝、菌涌生地上，其色赤脆，盖蕈类也"。因蛇菰长相奇特，似菇非菇，明代李时珍也表示很疑惑，误认为其是一种蘑菇。据现代医学研究，蛇菰具有镇痛抗炎、抗酒精中毒、降低血脂、抑制艾滋病病毒与靶细胞的融合、抗肿瘤的功效。临床上用于治疗肾虚腰痛、咯血、消化道溃疡等。民间认为蛇菰自古以来就是一味珍稀名贵的中药材，具有较高的药用价值和保健功效。因此，蛇菰被视为一种非常有价值的药品和保健品开发资源。

太阳草

— 独花黄精 —

【**来源**】天门冬科黄精属独花黄精 *Polygonatum hookeri* Baker

【**别名**】独花黄精、太阳草

【**识别特征**】多年生草本，植株矮小，高不到 10 厘米。根状茎圆柱形，结节处稍有增粗，"节间"长 2 ~ 3.5 厘米；叶几枚至 10 余枚，常紧接在一起，叶条形、矩圆形或矩圆状披针形。通常全株仅生 1 花，位于最下的一个叶腋内，少有 2 朵生于一总花梗上；苞片微小，膜质，早落；花被紫色，花丝极短；子房长 2 ~ 3 毫米，花柱长 1.5 ~ 2 毫米。浆果红色，具 5 ~ 7 粒种子。花期 5—6 月，果期 9—10 月。

【**产地与生境**】产于西藏（南部和东南部）、云南（西北部）、四川、甘肃（东南部）和青海（南部）。生于海拔 3200 ~ 4300 米林下、山坡草地或冲积扇上。

【**药材名**】太阳草。

【**入药部位**】根茎。

【**功能主治**】用于治疗血虚头痛、眩晕、耳鸣、腰膝酸软、四肢无力等。

【**用法用量**】6 ~ 15 克。

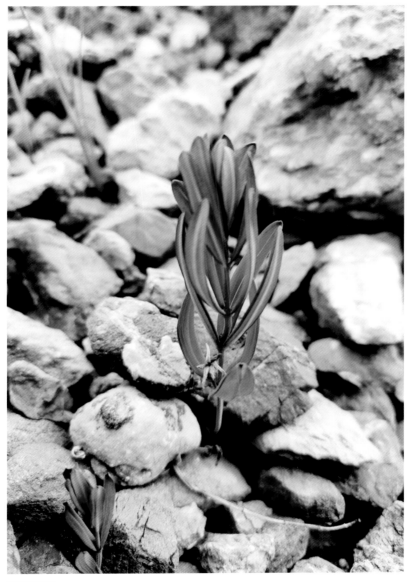

独花黄精

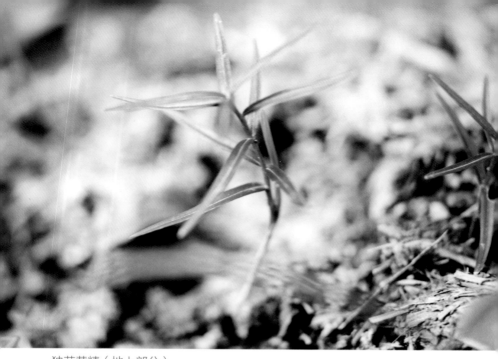

独花黄精（地上部分）

　　在阴条岭国家级自然保护区开展的药用植物资源调查过程中，有一种药用植物新资源——太阳草，经鉴定为天门冬科黄精属植物独花黄精，这也是其首次在相对低的海拔新分布，也让这一神秘草药得以"重出江湖"。因通常全株仅生一花而得名独花黄精，民间认为其生长于阳光充足的环境下，吸收了太阳的能量而被称为太阳草。

　　太阳草喜阳光，生长于山顶岩石缝中，是一种珍贵的草药，主要用于治疗头晕。此外，在湖北、四川、陕西三省交界处，民间草医有"要想头痛眩晕好、必须要用太阳草"之说。

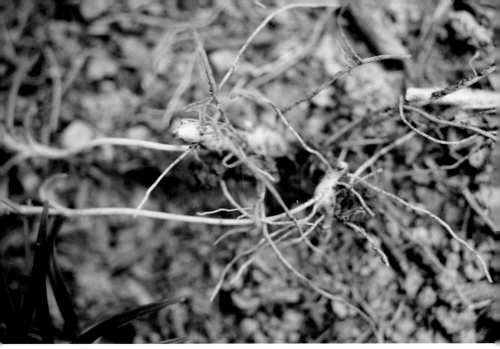

独花黄精（块茎及须根）

　　独花黄精因其分布海拔高，少见而显得神秘，在阴条岭国家级自然保护区与巫溪县交界的区域被发现，说明阴条岭国家级自然保护区的自然生态环境保护良好，是少有的药用植物资源宝库。据了解，黄精始载于陶弘景的《明医别录》，别名为"仙人余粮""救命草"等，体现了其药食两用性。黄精同属的独花黄精是一味神秘而小众的药，值得更多的关注与开发。

昼展夜合

— 截叶铁扫帚 —

【来源】豆科胡枝子属截叶铁扫帚 *Lespedeza cuneata*（Dum. Cours）G.Don

【别名】夜门关、苍蝇翼、铁马鞭、三叶公母草、鱼串草

【识别特征】小灌木，高达 1 米。茎直立或斜升，被毛，上部分枝。叶密集，柄短；小叶 3 片，楔形或线状楔形，先端截形，具小刺尖，基部楔形，下面密被伏毛。总状花序腋生，具 2～4 朵花，总花梗极短；花萼狭钟形，密被伏毛，5 深裂，裂片披针形；花冠淡黄色或白色，旗瓣基部有紫斑。荚果宽卵形或近球形，被伏毛。花期 7—8 月，果期 9—10 月。

【产地与生境】产于陕西、甘肃、山东、台湾、河南、湖北、湖南、广东、四川、云南、西藏等省区。生于海拔 2500 米以下的山坡路旁。

【药材名】铁扫帚。

【入药部位】干燥全株。

【性味归经】甘、苦、涩，平。归肾、肝、胃经。

【功能主治】清肝益肾，清热利湿，止痛。用于肾虚腰痛，遗精，遗尿，肢体浮肿，赤白带下，目赤肿痛，脘腹疼痛。

【用法用量】15～30 克。

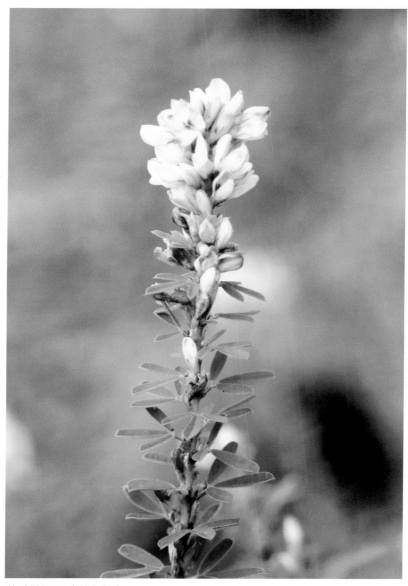

截叶铁扫帚（茎上部）

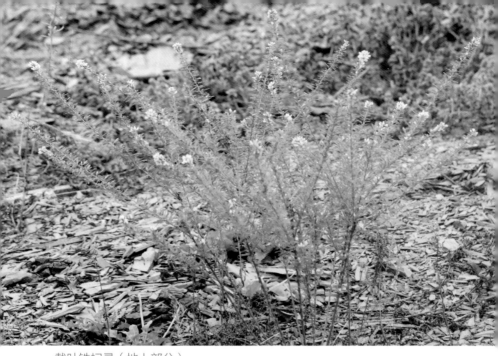

截叶铁扫帚（地上部分）

　　走在阴条岭国家级自然保护区红旗管护站山坡的小路上，路边或山坡上有一种毫不起眼的野草——高约1米的直立小灌木。初见未觉有何特别之处，直到某天夜晚，林场工作人员拿了枝条，说是可以治疗老人尿频，问是否认识这种药材。查阅资料后才确定这种野草为截叶铁扫帚。因为夜间叶片闭合，得名夜关门。晚上叶片闭合是因其叶柄基部的细胞像一个反应灵敏的储水袋，储水袋会因光线强弱、温度高低的变化而吸水或放水，影响细胞胀缩，于是便出现叶子白天打开、晚上闭合的情况。这是一种自然的适应机制，通过减少热量的散失和水分的蒸发，避免过度失水和温度波动，以更好地适应夜晚环境。

阴条岭国家级自然保护区的药材品质非常好，某中药对联，上联是"万年青千年桩三月杆九月杠年年月月"，下联是"夜关门夜合皮向日葵旧日历日日夜夜"，横批"青砖和门"。这对联里的夜关门就是截叶铁扫帚。

虽说长相毫不起眼，但其在医药书籍中确是声名远扬。书中说它有补肝肾、益肺阴、散瘀消肿的功效，比如在《四川中药志》中记载了治老人肾虚遗尿的方子：夜关门、竹笋子、黑豆、糯米、胡椒，共炖猪肚，服用有奇效。现代研究表明，截叶铁扫帚具有抗氧化、细胞保护、抗炎、抗菌等作用，临床上常用于治疗糖尿病、血尿、失眠、小儿疳积等疾病。此外，它枝叶柔软鲜嫩，可以作牛、羊等家畜的饲料。

截叶铁扫帚叶片昼展夜合的现象，或许是在告诉我们一种处世哲理：面对复杂多变的世界，有很多看不到的危机与困难，或许内敛与低调也是一种自我保护。

八卦锤

— 太白贝母 —

【来源】百合科贝母属太白贝母 *Fritillaria taipaiensis* P. Y. Li

【别名】太贝、尖贝、秦贝

【识别特征】植株长 30 ～ 40 厘米。鳞茎由 2 枚鳞片组成，直径 1 ～ 1.5 厘米。叶通常对生，有时中部兼有 3 ～ 4 枚轮生或散生的，条形至条状披针形，长 5 ～ 10 厘米，宽 3 ～ 7（～ 12）毫米，先端通常不卷曲，有时稍弯曲。花单朵，绿黄色，无方格斑，通常仅在花被片先端近两侧边缘有紫色斑带；每花有 3 枚叶状苞片，苞片先端有时稍弯曲，但绝不卷曲；花被片长 3 ～ 4 厘米，外三片狭倒卵状矩圆形，宽 9 ～ 12 毫米，先端浑圆；内三片近匙形，上部宽 12 ～ 17 毫米，基部宽 3 ～ 5 毫米，先端骤凸而钝，蜜腺窝几不凸出或稍凸出。蒴果具棱，棱上只具宽 0.5 ～ 2 毫米的狭翅。花期 5—6 月，果期 6—7 月。

【产地与生境】产于陕西（秦岭及其以南地区）、甘肃（东南部）、四川（东北部）和湖北（西北部）。生于海拔 2400 ～ 3150 米的山坡草丛中或水边。

【药材名】川贝母。

【入药部位】干燥鳞茎。

【性味归经】苦、甘，微寒。归肺、心经。

【功能主治】清热润肺，化痰止咳，散结消痈。用于肺热燥咳，干咳少痰，阴虚劳嗽，痰中带血，瘰疬，乳痈，肺痈。

【**用法用量**】3 ～ 10 克；研粉冲服，一次 1 ～ 2 克。

【**注意**】不宜与川乌、制川乌、草乌、制草乌、附子同用。

叶状苞片

太白贝母（野生）（单朵顶生俯垂钟形花）

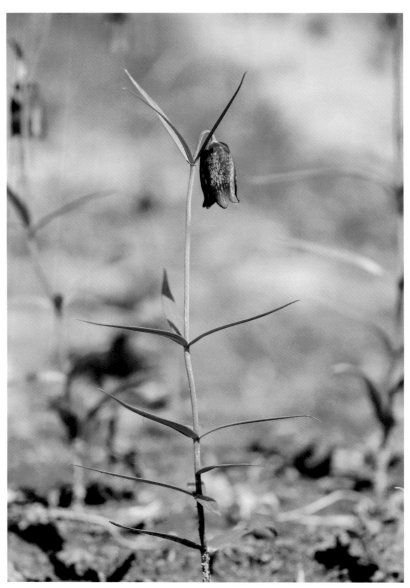

太白贝母（栽培）

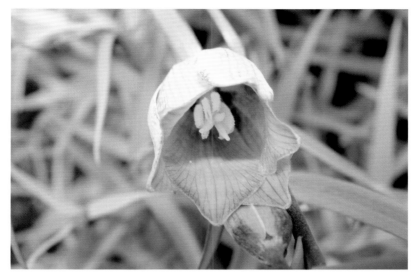

太白贝母（花被片与花药）

　　太白贝母是一种非常神奇的植物。太白贝母的栽培习性可以用一句话表示："一年针，两年叶，三年飘带，四年抽筋不开花。"第一年长一片针一样的叶子，第二年仍为一叶，伏地生长，但叶形状如鸡舌，也称"飘带叶"，鳞茎生长缓慢。第三年大部分具2片基生叶，其中部分发育良好的植株可形成短小的地上茎，鳞茎开始生长。第四年起抽薹，有6～12片叶，开始少量开花，所结果实称为"八卦锤"。第五年开始大量开花结果。夏、秋或积雪融化后采挖鳞茎，除去须根、粗皮及泥沙后晒干即得药材川贝母。川贝母采收后，按性状不同分别习称"松贝""青贝""炉贝"和"栽培品"。松贝有"怀中抱月""缕衣黑笃"特征，其鳞茎由两鳞片抱合组成，顶端闭合,抱合紧密;青贝呈类扁球形,外层鳞叶 2 瓣,大小相近,相对抱合,顶部开裂。市面常见的川贝母主要是松贝和青贝,其没有品种的差别,只是形态不同而已。

2013 年,太白贝母被批准为中国地理标志产品,"巫溪太白贝母"为巫溪中药材特色产业之一,巫溪双阳乡天王坪村、兰英乡的西安村种植太白贝母,实现了脱贫致富,走出了乡村振兴的路子,如今太白贝母种植正向规模化、科学化发展。太白贝母是一种珍贵的中药材,具有强大的药用功效和广泛的临床应用。随着对其药用价值的深入研究和开发,太白贝母将在未来的中药领域中发挥更大的作用,为人类的健康事业作出更大的贡献。

百木之长

— 侧柏 —

【来源】柏科侧柏属侧柏 *Platycladus orientalis*（L.）Franco

【别名】香柯树、香树、扁桧、香柏、黄柏

【识别特征】乔木，高达 20 余米，胸径 1 米。树皮薄，浅灰褐色，纵裂成条片。枝条向上伸展或斜展，幼树树冠卵状尖塔形，老树树冠则为广圆形；生鳞叶的小枝细，向上直展或斜展，扁平，排成一平面。叶鳞形，长 1 ~ 3 毫米，先端微钝，小枝中央的叶露出部分呈倒卵状菱形或斜方形，背面中间有条状腺槽，两侧的叶船形，先端微内曲，背部有钝脊，尖头的下方有腺点。雄球花黄色，卵圆形，长约 2 毫米；雌球花近球形，径约 2 毫米，蓝绿色，被白粉。球果近卵圆形，成熟前近肉质，蓝绿色，被白粉，成熟后木质，开裂，红褐色。花期 3—4 月，球果 10 月成熟。

【产地与生境】产于内蒙古南部、吉林、辽宁、河北、山西、山东、江苏、浙江、福建、安徽、江西、河南、陕西、甘肃、四川、云南、贵州、湖北、湖南、广东北部及广西北部等省区。常栽培作庭园树。

【药材名】侧柏叶、柏子仁。

【入药部位】干燥枝梢和叶（侧柏叶），干燥成熟种仁（柏子仁）。

【性味归经】侧柏叶：苦、涩，寒。归肺、肝、脾经。柏子仁：甘，平。归心、肾、大肠经。

【**功能主治**】凉血止血，化痰止咳，生发乌发。用于吐血，衄血，咯血，便血，崩漏下血，肺热咳嗽，血热脱发，须发早白。养心安神，润肠通便，止汗。用于阴血不足，虚烦失眠，心悸怔忡，肠燥便秘，阴虚盗汗。

【**用法用量**】侧柏叶：6 ～ 12 克。柏子仁：3 ～ 10 克。

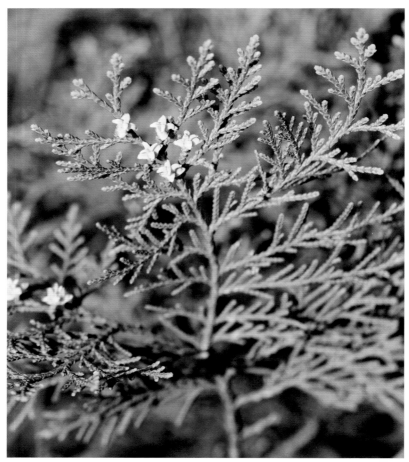

侧柏（小枝排成一平面）

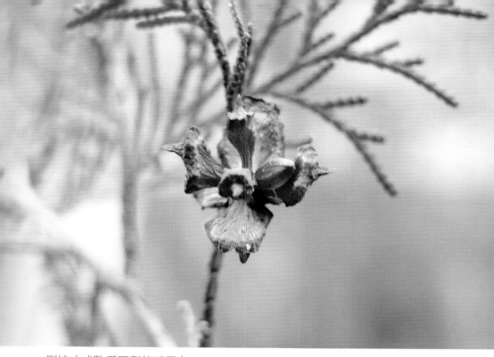

侧柏（成熟后开裂的球果）

　　说到侧柏，想必大家都不会感到陌生，其树形挺拔，四季常青。侧柏是中国特有树种，侧柏俗称扁柏，因其枝叶较为扁平而得名。侧柏分布广泛，四季常青，树形美观，栽培历史悠久，多用于行道树。侧柏还是一种有着深厚文化内涵的树木。在中国古代，侧柏被赋予了崇高的地位，被视为吉祥、长寿和繁荣的象征。

　　侧柏因其长青，寓意着初心不改长相守，很多古代诗词中都有侧柏的身影。"草木秋死，松柏独在"表现了秋天草木枯萎，唯有松树与柏树还在坚守的景象。"柔情侧柏枝，凝露滴清辉"表达了女子对爱情的坚守。

　　侧柏木材呈淡黄褐色，富树脂，材质细密而耐腐，坚实耐用，

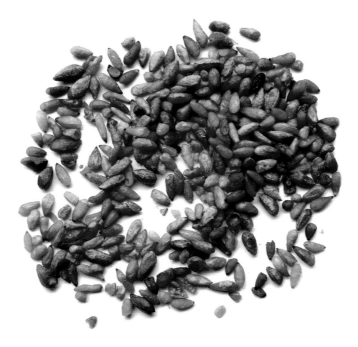

柏子仁（药材）

多用于制作器具、家具、农具等，也可作建筑用材。古代的宫殿、寺庙等建筑中都有用侧柏作为装饰材料的情况。在四川等地，人们经常用侧柏叶来熏制腊肉。侧柏叶具有独特的香味和药用价值，可以起到防腐、抗菌、驱虫等作用。用侧柏叶熏制的腊肉不仅口感醇厚，还具有保健作用，侧柏叶的香气和有效成分可以渗入肉质中，起到抑制细菌繁殖、延长保质期的作用。同时，侧柏叶还具有很好的药用价值，可以治疗咳嗽、痰多、喘息等症状，对于肠道疾病也有一定的疗效。

侧柏的种仁也可入药，名为柏子仁，具有养心安神、润肠通便、止汗的功效，常用于治疗阴血不足、虚烦失眠、心悸怔忡、肠燥便秘、阴虚盗汗、遗精等症。《本草纲目》记载：柏实"养心气，润肾燥，安魂定魄，益智宁神"。现代药理学表明，柏子仁还具有镇静、催眠的作用，并具有显著的恢复体力作用和有持续性降低血压的功效。

侧柏不仅是一种常见的树木，更是一种具有深厚文化内涵的植物。"侧柏翠绿枝，映衬花园时"，我国是侧柏的故乡，侧柏可存活几千年，古人称之为百木之长。侧柏更像是中国文化的亘古证人，被赋予了崇高的地位，成为吉祥、长寿、繁荣和坚韧不屈的象征。"侧柏傲霜雪，寒枝独自翠"，侧柏是一种精神，枝叶常青，凌冬傲雪，它象征着中华民族的古老历史，代表了中华民族生生不息、不惧困难、坚韧不拔的精神。

漫天飞舞

— 蒲公英 —

【**来源**】菊科蒲公英属蒲公英 *Taraxacum mongolicum* Hand. -Mazz.

【**别名**】黄花地丁、婆婆丁、蒙古蒲公英、灯笼草、姑姑英、地丁

【**识别特征**】多年生草本。根圆柱状，黑褐色，粗壮。叶倒卵状披针形、倒披针形或长圆状披针形，边缘有时具波状齿或羽状深裂，叶柄及主脉常带红紫色，疏被蛛丝状白色柔毛或几无毛。花葶一至数个，上部紫红色，密被蛛丝状白色长柔毛；头状花序；总苞钟状，总苞片 2～3 层，外层总苞片卵状披针形或披针形，边缘宽膜质；舌状花黄色，花药和柱头暗绿色。瘦果倒卵状披针形，暗褐色，上部具小刺，下部具成行排列的小瘤；冠毛白色。花期 4—9 月，果期 5—10 月。

【**产地与生境**】分布广泛，产于黑龙江、吉林、辽宁、内蒙古、河北、山西、陕西、甘肃、青海、山东、江苏、安徽、浙江、福建北部、台湾、河南、湖北、湖南、广东北部、四川、贵州、云南等省区。生于中、低海拔地区的山坡草地、路边、田野、河滩。

【**药材名**】蒲公英。

【**入药部位**】干燥全草。

【**性味归经**】苦、甘，寒。归肝、胃经。

【**功能主治**】清热解毒，消肿散结，利尿通淋。用于疔疮肿毒，乳痈，瘰疬，目赤，咽痛，肺痈，肠痈，湿热黄疸，热淋涩痛。

【用法用量】10 ～ 15 克。

【特点】药食同源，初春，开花前的蒲公英可以作为野菜食用，食用前将蒲公英叶子洗净，焯水，控干水分，可以凉拌或煮汤。蒲公英可以做茶，将蒲公英择洗干净，切成段，大火杀青后，转小火翻炒干。

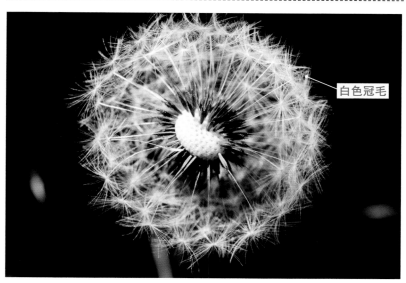

白色冠毛

蒲公英（球形果序）

在春天的草地上，有一朵朵美丽的黄花探出头，采摘一朵，可以闻到一股青草的药香味，原来蒲公英不仅具备美丽的外表，还是一味重要的中药，全草可供药用，具有清热解毒、消肿散结的功效。

待到初秋，蒲公英的花朵变成了一朵朵晶莹剔透的模样，采摘一朵，轻轻一吹，而这个吹散的物质就是蒲公英的种子。

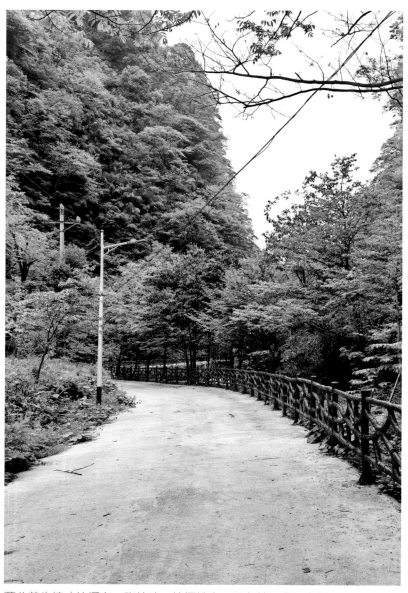

蒲公英生境（拍摄者：张植玮，拍摄地点：阴条岭国家级自然保护区内红旗
管护站附近）

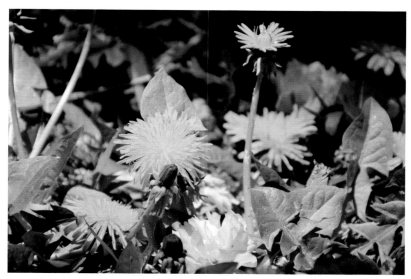

蒲公英（地上部分）

　　也许正是由于蒲公英有这么多可赏、可餐、可食、可药的好处，我国古今很多诗人纷纷吟诗作词赞颂它。《七绝·咏蒲公英》有："黄蕊芳菲遍地开，不嫌瘠土任春来。轻撑小伞随风去，舍己医人入药材。"《思佳客·蒲公英》颂道："弃落荒坡依旧发，无缘名分胜名花。休言无用低俗贱，宴款高朋色味佳。飘似羽，逸如纱，秋来飞絮赴天涯。献身喜作医人药，无意芳名遍万家。"描写了蒲公英在恶劣的环境中年复一年地生长，虽是无名小草，但为了治病甘于献身，表达了一种淡泊名利、默默奉献的精神。

　　蒲公英作为药用，最早见于《新修本草》，谓其"主治妇人乳痈肿"。相传关于蒲公英的由来，还有一个美丽的传说。从前，在

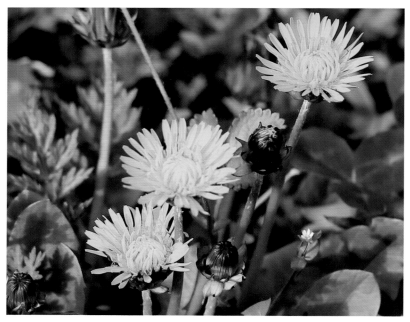

蒲公英（头状花序）

黄河岸边住着一位姓蒲的员外，蒲员外膝下只有一女，名"公英"，她美丽善良，与丫环亲如姐妹。有一年，公英突发高烧，四处求医，仍不见效，直到临终前公英才羞涩地告诉翠儿其病因是乳房肿痛难忍，原来她患的是乳痈。公英死后，翠儿念及主仆情深，常到坟前祭奠。来年春天，翠儿意外地发现公英的坟头长出了一片从未见过的野草，金黄色的花瓣犹如公英美丽的笑靥。秋后，野草的种子随风飘落，播散大地。次年中原大旱，百草枯萎，而这种野草却染绿了荒原。就在这一年，翠儿也不幸患上了乳痈，在祭奠公英时晕倒在坟前，朦胧中她听到一个熟悉的声音："坟头野草，非同寻常；既治乳疾，又度饥荒。"翠儿醒来既惊又疑，心想莫非是公英在指点自己？她试着采些野草回家食用，果然数日后乳痈渐愈。随后，翠儿用这种草治好了许多的乳痈患者，人们由此草药效联想到其来历，认为它就是美丽善良的公英的化身，由此便称它为"蒲公英"。

若有机会，一定要在四月去乡野再看一次那漫山遍野的蒲公英，再看一次那花絮随风起舞的样子，再去感受一下那里的风，再去感受一下那步伐随花絮四处飞扬也变得杂乱无序的光景。年少时总以为能很清晰地了解自己，能通过努力做到万事尽在掌握，但谁又能想到，也许我们不过是一丝气息便能被改变生长环境的蒲公英。

大宁珍品

—— 川党参 ——

【来源】桔梗科党参属川党参 *Codonopsis pilosula* subsp. *tangshen*（Oliv）D.Y.Hong

【别名】大宁党参、单支党、条党、庙党

【识别特征】多年生缠绕草本。茎基微膨大，具多数瘤状茎痕，根常肥大呈纺锤状或纺锤状圆柱形，较少分枝或中部以下略有分枝，表面灰黄色，下部则疏生横长皮孔，肉质。茎缠绕，有多数分枝。叶在主茎及侧枝上互生，在小枝上的近于对生，叶片卵形、狭卵形或披针形，边缘浅钝锯齿。花单生于枝端，与叶柄互生或近于对生。花冠钟状，淡黄绿色而内有紫斑，浅裂，裂片近正三角形。蒴果下部近于球状。种子多数，椭圆状，无翼，细小，光滑，棕黄色。花果期 7—10 月。

【产地与生境】产于四川北部及东部、贵州北部、湖南西北部、湖北西部、重庆东北部以及陕西南部。生于海拔 900 ～ 2300 米的山地林边灌丛中，现已大量栽培。

【药材名】党参。

【入药部位】干燥根。

【性味归经】甘，平。归脾、肺经。

【功能主治】健脾益肺，养血生津。用于脾肺气虚，食少倦怠，咳嗽虚喘，气血不足，面色萎黄，心悸气短，津伤口渴，内热消渴。

【**用法用量**】9 ～ 30 克。

【**特点**】党参是药食同源品种，多用于煲汤、泡酒与茶饮，如当归红枣党参鸡汤、党参莲藕猪蹄汤、鲫鱼党参汤、黄芪党参枸杞酒、党参枸杞茶、乌枣党参养生茶等。

【**注意**】不宜与藜芦同用。

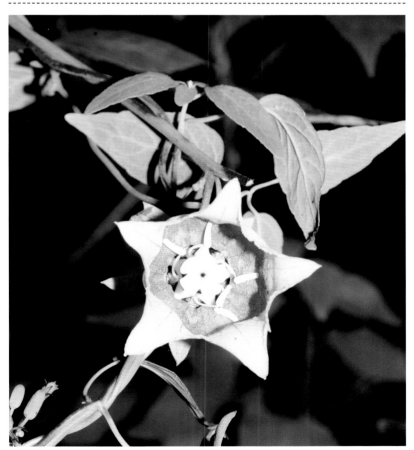

川党参（花冠正三角形裂片）

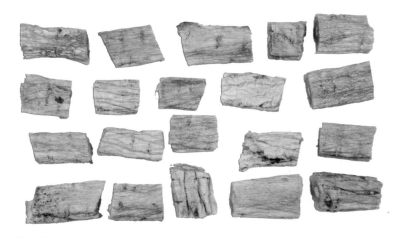

党参（饮片）

穿行在阴条岭国家级自然保护区的高山密林间，不经意间看到路边一株野生党参，端详其细弱的茎上"挂"了一朵大而精致美丽的花，似风铃般随风摇曳。党参在城市中并不常见，其不与百花争艳，独自生长于高寒纯净之地，在云雾袅绕的林间悄悄绽放，像一位遗世独立而又不食人间烟火的仙子。党参原本是人参的替用品，始见于《本草从新》，谢宗万《中药材品种论述》谓："因原出山西上党，而根形如参，故名。"

据说在重庆巫溪的猫儿背林区，至今尚存清雍正年间的石碑，石刻曰："山之高，水之冷，五谷不长，唯产党参。"大宁党参基原上属于川党参，因产于重庆巫溪（巫溪古称大宁）而得名。巫溪境内山大坡陡，特别是境内海拔 1500 ～ 2000 米的地区，土壤肥沃，

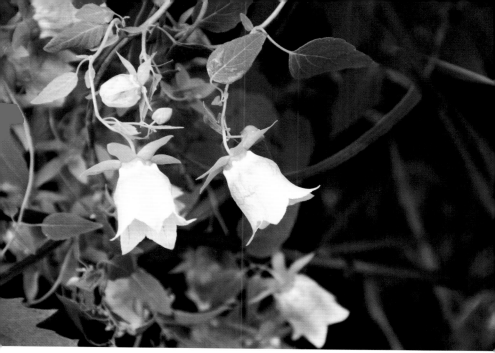

川党参（钟状花冠）

气候湿润温暖而不燥热，特别适宜党参生长，经长期的自然选择，逐步形成珍贵的地方药材品种。

党参作为药材，是人们日常生活中不可或缺的补品，常用于煲汤、泡酒与茶饮。党参是药食同源试点品种，不仅是滋补神品，还具有非常高的药用价值，可作为人参的代用品。党参具有健脾益肺、养血生津的功效，用于治疗脾肺气虚、食少倦怠、咳嗽虚喘、气血不足、面色萎黄、心悸气短、津伤口渴、内热消渴等症状。

党参与人参皆是以参为名，均有滋补功效。党参不似人参显贵，但更像是中药的谦谦君子，味甘甜而药性温和，价格亲民，若春风化雨般润人脾肺。

一树生多药

— 桑 —

【来源】桑科桑属桑 *Morus alba* L.

【别名】桑树、家桑、蚕桑

【识别特征】乔木或为灌木。树皮灰色，具不规则浅纵裂。冬芽红褐色。小枝有细毛。叶卵形或广卵形，基部圆形至浅心形，边缘锯齿粗钝，叶无毛，背面沿脉有疏毛；托叶披针形，早落。花单性，腋生或生于芽鳞腋内，与叶同时生出；雄花序下垂，密被白色柔毛；花丝在芽时内折；雌花序长 1 ~ 2 厘米，被毛，雌花无梗，花被片倒卵形，顶端圆钝，外面和边缘被毛，两侧紧抱子房，无花柱，柱头 2 裂，内面有乳头状突起。聚花果卵状椭圆形，长 1 ~ 2.5 厘米，成熟时红色或暗紫色。

【产地与生境】中国特有种，原产于我国中部和北部，现由东北至西南各省区，西北直至新疆均有栽培。

【药材名】桑叶、桑白皮、桑枝、桑椹。

【入药部位】干燥叶（桑叶）、干燥根皮（桑白皮）、干燥嫩枝（桑枝）、干燥果穗（桑椹）。

【性味归经】桑叶：甘、苦，寒。归肺、肝经。桑白皮：甘，寒。归肺经。桑枝：微苦，平。归肝经。桑椹：甘、酸，寒。归心、肝、肾经。

【功能主治】桑叶：疏散风热，清肺润燥，清肝明目。用于风热感冒，肺热燥咳，头晕头痛，目赤昏花。桑白皮：泻肺平喘，利水消肿。用于肺热喘咳，水肿胀满尿少，面目肌肤浮肿。桑枝：祛风湿，利关节。用于风湿痹病，肩臂、关节酸痛麻木。桑椹：滋阴补血，生津润燥。用于肝肾阴虚，眩晕耳鸣，心悸失眠，须发早白，津伤口渴，内热消渴，肠燥便秘。

【用法用量】桑叶：5 ～ 10 克。桑白皮：6 ～ 12 克。桑枝：9 ～ 15 克。桑椹：9 ～ 15 克。

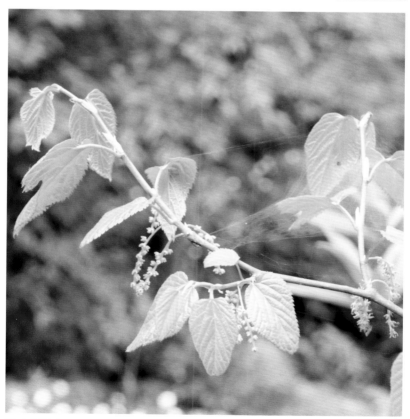

桑（嫩枝）

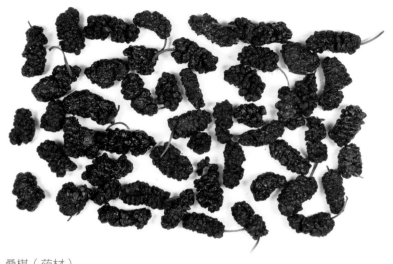
桑椹（药材）

　　小时候，最喜欢养几条小蚕，每天摘些桑叶来喂。看着它们一条条变得白白胖胖，吐丝结茧时甚是可爱。蚕长大后开始制作茧，最终破茧成蛾，完成其短暂的一生。还有一种乐趣便是在桑椹成熟时，摘得满手都是红红的汁液。现在，桑树逐渐淡出了人们的视野，人们对桑树既熟悉又陌生。

　　桑树不仅是一种树，更是中国古代农业和手工业的重要象征，桑树的种植和蚕的养殖是中国古代农业经济的重要组成部分。早在先秦时期，《寡人之于国也》中"五亩之宅，树之以桑，五十者可以衣帛矣"就体现了桑树的重要性。往大了说，桑树在丝绸之路的发展历史上占据着重要地位，是中国古代文化的重要象征之一。

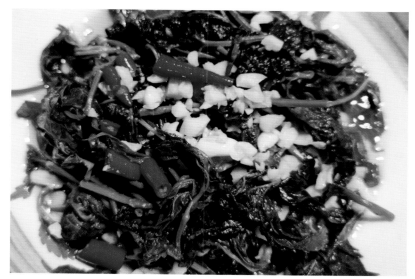

桑叶梢菜

　　桑树不仅是一棵树，更是一种家乡情怀。在古代村落中，房前屋后都种植着桑树和梓树，因此有"桑梓之地，父母之邦"的说法。随着时间的推移，"桑梓"逐渐成了故乡、家乡的代名词。《诗经·小雅·小弁》中写道："维桑与梓，必恭敬止。"毛主席《七绝·改诗赠父亲》："孩儿立志出乡关，学不成名誓不还。埋骨何须桑梓地，人生无处不青山。"体现了毛主席远离故乡和家人，决心追求卓越成就的远大理想。

　　桑树不仅是一棵树，更是一首田园诗。如果说唐代张仲素的"袅袅城边柳，青青陌上桑"，描绘了春天的景象，其中的城边、陌上、柳与桑林，已巧妙地描绘出了一幅春意盎然的画卷，那么，唐代孟浩然的"开轩面场圃，把酒话桑麻"则描绘了一幅宁静的田园生活场景。唐代王维的"雉雊麦苗秀，蚕眠桑叶稀"，展示了一种夏天的景象，麦子结穗了，田间的野鸡在歌唱，炎炎烈日下蚕宝宝在睡觉，桑叶稀疏了。唐代李德裕的"桑叶初黄梨叶红，伊川落日尽无风"，则是展现了桑叶初转黄、梨叶泛起红晕的秋天景象。桑树为无数的诗词注入了灵魂与文化符号，通过诗词仿佛看到了一幅幅古代的田野风景。

桑树是一种常见的绿化及经济树种，具有较好的观赏价值，木材适合制作榫卯结构的家具与木雕，桑树皮与桑木还可以造纸。有趣的是，很少会有植物像桑树这样多用途，其更是多味药的来源。桑叶具有疏散风热、清肺润燥、清肝明目的功效；桑白皮具有泻肺平喘、利水消肿的功效；桑枝具有祛风湿、利关节的功效；桑根可以用于治疗高血压、糖尿病等；桑果可以用于治疗感冒、咳嗽等。此外，桑果可以制果酒；桑叶可以制茶，口感清新而微甜，具有降血糖、降血脂、延缓衰老等多种功效。

桑对古代中国的经济与文化繁荣作出了巨大贡献，它不仅是一棵树，还是中医药的瑰宝，更是中国文化的载体。若以一句话来形容桑，便是："桑树全身皆是宝，更是一树生多药！"

苦中藏趣

— 黄连 —

【**来源**】毛茛科黄连属黄连 *Coptis chinensis* Franch.

【**别名**】鸡爪连、川连、味连

【**识别特征**】根状茎黄色，常分枝，密生多数须根。叶有长柄；叶片稍带革质，卵状三角形，三全裂，中央全裂片卵状菱形，边缘生具细刺尖的锐锯齿，侧全裂片斜卵形，比中央全裂片短，其余无毛；叶柄无毛。花葶1～2条，二歧或多歧聚伞花序有3～8朵花；苞片披针形，三或五羽状深裂；萼片黄绿色，长椭圆状卵形；花瓣线形或线状披针形，顶端渐尖，中央有蜜槽；雄蕊约20；心皮8～12，花柱微外弯。种子7～8粒，长椭圆形，褐色。2—3月开花，4—6月结果。

【**产地与生境**】分布于重庆、四川、贵州、湖南、湖北、陕西南部。生于海拔500～2000米的山地林中或山谷阴处，野生或栽培。

【**药材名**】黄连。

【**入药部位**】干燥根茎。

【**性味归经**】苦，寒。归心、脾、胃、肝、胆、大肠经。

【**功能主治**】清热燥湿，泻火解毒。用于湿热痞满，呕吐吞酸，泻痢，黄疸，高热神昏，心火亢盛，心烦不寐，心悸不宁，血热吐衄，目赤，牙痛，消渴，痈肿疔疮；外治湿疹，湿疮，耳道流脓。

【**用法用量**】2～5克，外用适量。

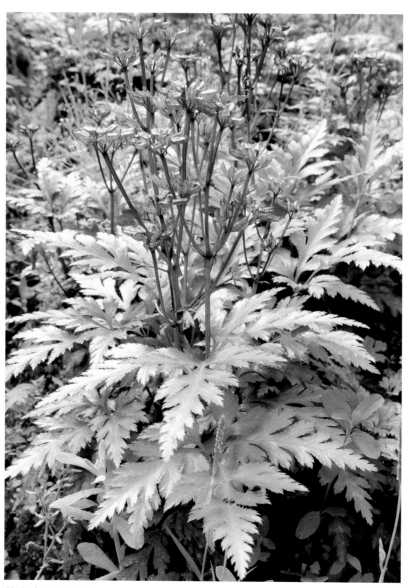

黄连（地上部分）

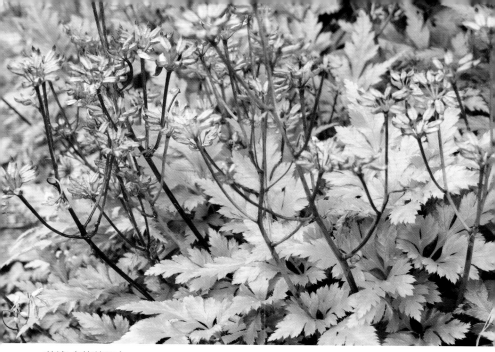

黄连（菁葖果）

有很多关于黄连的谚语，如"哑巴吃黄连——有苦说不出""老太太吃黄连——苦口婆心""冰糖煮黄连——同甘共苦""苦胆煮黄连——苦不堪言"，我们可以发现一个共同点——苦味，这也是人们对黄连最直观的感受。同时，黄连因其苦，方能成其药，其苦味是其药效的体现。在中医理论中，清热燥湿药大多具有苦味，故能泄热、燥湿。现代研究认为，黄连的生物碱成分赋予了其强大的抗菌作用。黄连最早收录于《神农本草经》，被列为上品药，味苦，性寒，主治热气、目痛、眦伤、泣出、明目、肠澼、腹痛、下痢、妇人阴中肿痛，久服令人不忘。

黄连为何会有很多奇怪的名字？按照《本草纲目》的释名：

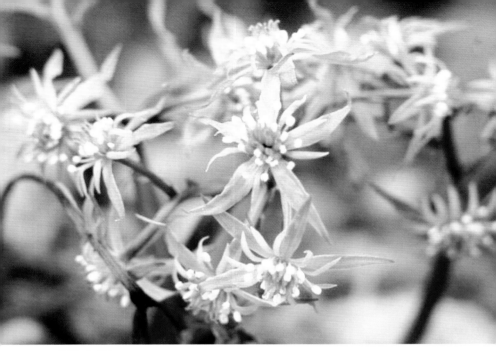

黄连（花）

　　"其根连珠而色黄，故名黄连；又因其药材形似鸡爪，故得名鸡爪连；因其主要产于川渝地区，故又称为川连。"黄连本种的模式标本采自重庆城口。药材黄连来源除了植物黄连外，还有三角叶黄连 *Coptis deltoidea* C.Y.Cheng et Hsiao 和云连 *Coptis teeta* Wall.。自古以来黄连皆是重要的中药，曾因过度采收导致野生黄连资源减少，目前以人工栽培为主。阴条岭国家级自然保护区发现了野生黄连，说明该保护区生物多样性得到了充分保护。中药野生资源不仅是中医药的根基，也是人类的宝贵财富，要保护好、利用好。

　　黄连，这味独特的中药材，拥有着深厚的历史底蕴和人文精神。有一句流传已久的俗语："黄连救人无功，人参杀人无过。"这句

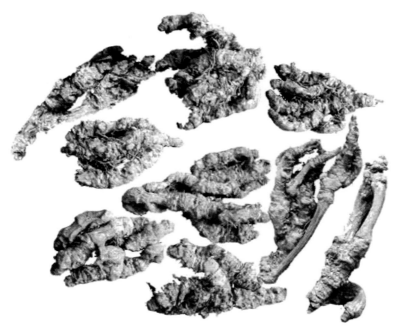

黄连（药材）

话深刻地描述了一种现象：因黄连味苦而普通，即使救活人命，人们也不认为它有功；因人参滋补而贵重，即使吃死了人，人们也不相信它的过错。良言如黄连虽苦，却能提醒我们时刻谨言慎行，行稳致远；蜜语虽甜，却也容易让我们迷失自我，故步自封。这既是通俗易懂的辩证法，也是生活哲理。

　　黄连也许是一种性格，因其苦不受世人理解，却以其苦解人间疾苦；黄连抑或是一种哲理，当经尽了生命中所有的苦后，未来一切皆是甜！

荒地里的小精灵

— 老鹳草 —

【来源】牻牛儿苗科老鹳草属老鹳草 *Geranium wilfordii* Maxim.

【别名】天罡草、五叶草、老贯草

【识别特征】多年生草本。茎直立，具棱，被短柔毛。叶对生，基生叶和茎下部叶具长柄，5 深裂达 2/3 处，茎生叶 3 裂至 3/5 处，裂片边缘具不规则状齿裂，越上面越尖。花序腋生和顶生，每梗多具小花 2 朵；花瓣 5 枚，淡紫色。蒴果长，约 2 厘米。果熟时 5 个果与中轴分离，喙部由下向上内卷。花期 6—8 月，果期 8—9 月。

【产地与生境】分布于东北、华北、西北、华中及云南西部、西藏等地。生于山坡、草地、田埂、路边。

【药材名】老鹳草，习称"短嘴老鹳草"。

【入药部位】干燥地上部分。

【性味归经】辛、苦，平。归肝、肾、脾经。

【功能主治】祛风湿，通经络，止泻痢。用于风湿痹痛，麻木拘挛，筋骨酸痛，泄泻痢疾。

【用法用量】9 ~ 15 克。

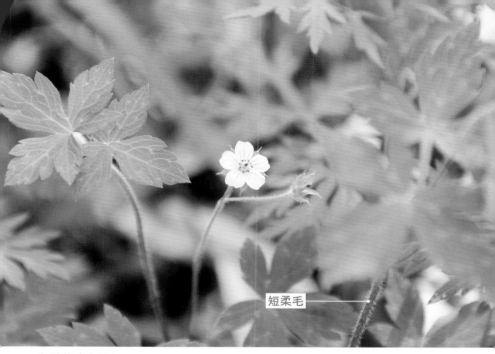

短柔毛

老鹳草（小花）

在阴条岭国家级自然保护区半山腰的转坪，有一处静谧的森林保护点。这里远离城市的喧嚣，没有现代生活的便利设施，却有着一份独特的宁静。人们遵循自然的节奏，日出而作，日落而息，享受着与星空的亲密接触。夜晚，满天繁星闪烁，如诗如画，令人心旷神怡。保护点旁边有一片荒地，静待着生命的复苏。秋天，一朵朵淡紫色的花朵顽强地探出头来，它们是老鹳草的娇小花朵，犹如这片荒地上的小精灵，独自绽放着它们的美丽。

老鹳草因蒴果先端宿存花柱长而直，形似鹳鸟长而直的喙而得名。老鹳草有一别名为天罡草，古时天罡指北斗七星的柄，也是因为其蒴果先端状似天罡而得名。

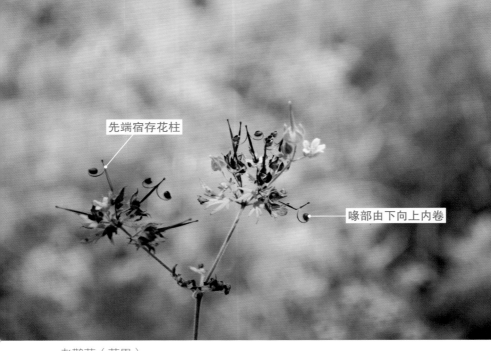

先端宿存花柱

喙部由下向上内卷

老鹳草（蒴果）

　　老鹳草干燥地上部分入药，习称"短嘴老鹳草"。夏、秋二季果实近成熟时采割，捆成把，晒干即得。老鹳草含有诃子鞣酸等鞣质类、槲皮素等黄酮类、水杨酸等有机酸类化合物，老鹳草总鞣质止泻效果较好，提取液具有抗炎、镇痛、抑菌及抗病毒等活性。中成药老鹳草软膏就是老鹳草提取浓缩液经醇沉除去杂质，上清液浓缩后加入羟苯乙酯、羊毛脂与凡士林制得，具有除湿解毒，收敛生肌的功效，用于湿毒蕴结所致的湿疹、痛、疔、疮、疖，以及小面积水、火烫伤。

润肺养胃清心

— 麦冬 —

【来源】天门冬科沿阶草属麦冬 *Ophiopogon japonicus*（L. f.）Ker Gawl.

【别名】麦门冬、沿阶草

【识别特征】多年生草本。根中间多膨大成纺锤形，根茎很短。叶从茎基部丛生，禾叶状，具3～7条叶脉。花葶比叶短，总状花序有十几朵花；花单生或成对着生于苞片腋内；花被片稍下垂而不展开，白色或淡紫色。

【产地与生境】产于广西、广东、云南、贵州、四川、重庆、湖南、湖北、江西、福建、浙江、安徽、上海、江苏、河南、陕西、甘肃等地。生于海拔2000米以下的林下、溪边、山坡阴湿处。

【药材名】麦冬。

【入药部位】干燥块根。

【性味归经】甘、微苦，微寒。归心、肺、胃经。

【功能主治】养阴生津，润肺清心。用于肺燥干咳，阴虚痨嗽，喉痹咽痛，津伤口渴，内热消渴，心烦失眠，肠燥便秘。

【用法用量】6～12克。

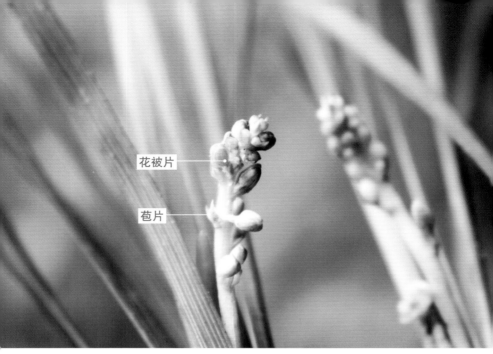

花被片

苞片

麦冬（总状花序）

  阴条岭国家级自然保护区内有着繁茂的松树林，这些高大的树木在微风中摇曳着，仿佛在向每一位来访者展示它们的生命力。林缘下偶尔可以看到一丛丛的麦冬，它们绿油油的叶子在阳光的照耀下显得格外耀眼。这些麦冬，如同守护这片森林的精灵，给这片土地带来了生机与活力。

  说到麦冬，会发现它有很多别名，如麦门冬、沿阶草等。大名鼎鼎的沿阶草不就是人行道旁常见的绿化植物吗？沿阶草名的由来是因在台阶与路边常见其身影而得名，其富有生命力，四季不凋。

  麦门冬始载于《神农本草经》，被列为上品，上品者属无毒，多服久服不伤身且益气延年之品。宋代苏颂《本草图经》始有较为

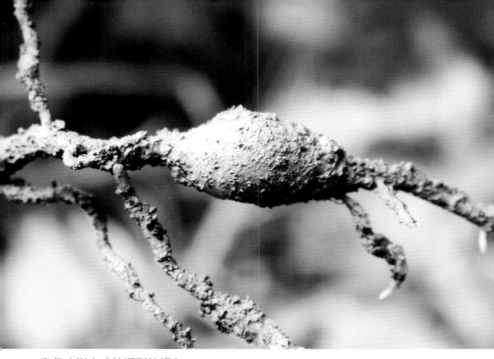

麦冬（膨大成纺锤形的根）

详细的形态描述："麦门冬……叶青似莎草，长及尺余，四季不凋。根黄白色，有须根作连珠，形似穬麦颗，故名麦门冬。"经考证，与现今百合科植物沿阶草属及山麦冬属相似。明代李时珍《本草纲目》记载："此草根似麦而有须，其叶如韭，凌冬不凋，故谓之麦门冬。"《名医别录》记载麦冬"疗身重目黄，……口干，燥渴，止呕吐……定肺气，安五脏，令人肥健，美颜色"。在此，麦冬除有养阴润肺止渴之功外，另有美颜之效。此外研究表明，麦冬包含黄酮类、皂苷类、多糖类、甾体类等化学组分，其中高异黄酮类化合物是麦冬抗炎、保护心血管等药效的物质基础，多糖类化合物是抗心肌缺血、调节免疫、降血糖等药效的物质基础。

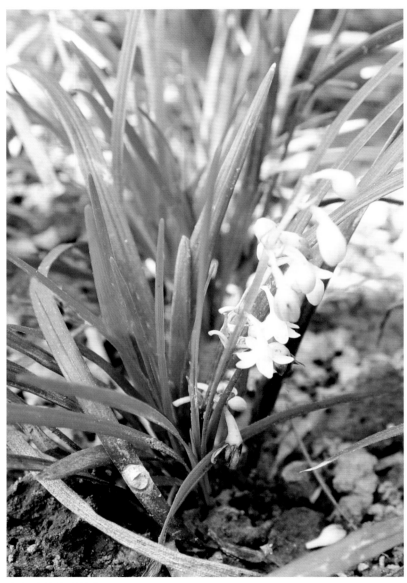

麦冬（丛生叶片）

麦冬的干燥块根入药，因其具有滋阴的功效而著名。夏季采挖后，需要经过反复晒干和堆置等步骤，直到其干燥至七八成，然后除去须根即可得到。麦冬和天冬都是甘寒清润的药品，能够润燥养阴。如"沙参麦冬汤"滋养肺阴、生津，可治疗慢性支气管炎、孕妇久咳、功能性便秘等；"麦冬石斛汤"治疗慢性萎缩性胃炎；"冬花汤"（含款冬花、麦冬）治疗小儿顽咳。目前约200种中成药制剂中含有麦冬，如"天王补心丹"滋阴养血、养心安神，治疗失眠症；生脉系列、玄麦甘桔系列等。

麦冬除了观赏与作为传统中药，还因其具有缓解阴虚内热、口干少津、阴虚咳嗽的功效，是一味重要的药膳之材。简单来说可做饮品，如麦冬乌梅饮、麦草汤、麦冬地黄茶；也可炖粥品，如麦门冬粥、麦冬竹叶粥、麦冬糯米粥。麦冬性微寒，注意适量食用。

麦冬是一味养阴生津、润肺清心的药，更像是一个陪伴在身边的"精灵"，一阶一梯，皆是其身影，路边的偶遇让生活充满绿意与向往。

蓝色胭脂

— 鸭跖草 —

【来源】鸭跖草科鸭跖草属鸭跖草 *Commelina communis* L.

【别名】淡竹叶、竹节菜、鸭鹊草、耳环草、蓝花菜

【识别特征】一年生披散草本。茎匍匐生根，多分枝。叶片披针形。总苞片折叠为佛焰苞状，即花序被形似花冠的总苞片包裹，展开后为心形。花瓣深蓝色。花期6—9月，果期9—10月。

【产地与生境】我国大部分地区有分布。生于沟边、路边、荒地、山坡及林缘草丛等湿润阴处。

【药材名】鸭跖草。

【入药部位】干燥地上部分。

【性味归经】甘、淡，寒。归肺、胃、小肠经。

【功能主治】清热泻火，解毒，利水消肿。用于感冒发热，热病烦渴，咽喉肿痛，水肿尿少，热淋涩痛，痈肿疔毒。

【用法用量】15 ～ 30克，外用适量。

【特点】花为染料、铜富集植物。

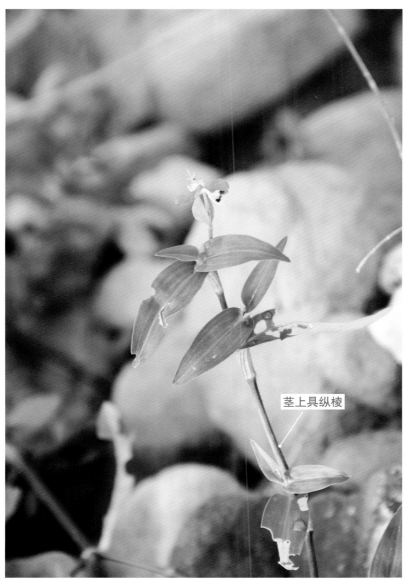

茎上具纵棱

鸭跖草（茎）

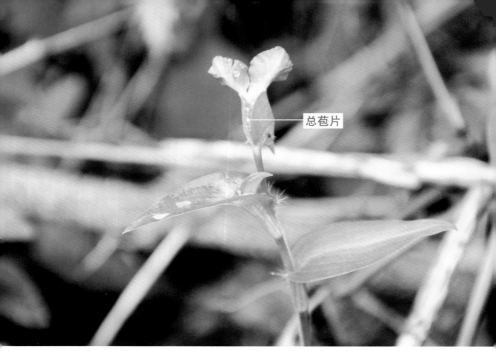

总苞片

鸭跖草（总苞片折叠为佛焰苞状）

　　河畔水泽之地多生长鸭跖草，水边的鸭子喜欢将其嫩茎叶当作食物，故被称为鸭跖草。另有说法"跖"意为脚掌，鸭跖草生长的地方和鸭子走过的环境相近，都是水田边、河边潮湿之地，故理解为鸭子踩过的地方就会长出这种漂亮的草。

　　唐代陈藏器所著《本草拾遗》中记载了鸭跖草，称其"大寒，无毒，主治热瘴疟……花深碧，有角如鸟嘴"，在唐朝鸭跖草被证实无毒，且可用作解瘴毒，其花为识别特征。南宋郑辑之所著《永嘉郡记》称其"可染碧"，这不禁让我们联想，古人或许曾巧妙地利用这蓝色的花朵作为染料，为生活增添了一抹清新的色彩。元代李衎《竹谱详录》记载"春时初出采，煮可为菜食之"，鸭跖草的嫩苗成为

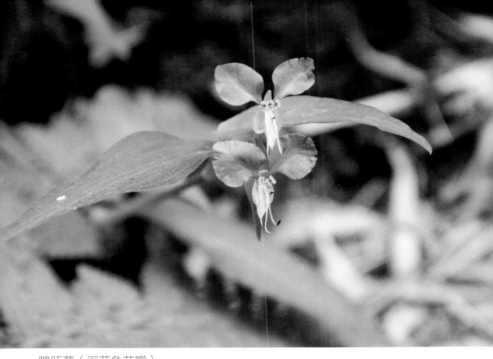

鸭跖草（深蓝色花瓣）

人们的口中之食，为古人的餐桌增添了一份自然的鲜美。

鸭跖草的干燥地上部分入药，《中国药典》有收录。夏、秋二季采收，除去杂质，晒干即得。具有清热泻火、解毒、利水消肿的功效。用于感冒发热、热病烦渴、咽喉肿痛、水肿尿少、热淋涩痛、痈肿疔毒。

除了治疗人类疾病，鸭跖草还能修复大地健康，铜是重要的环境污染物，过量铜会导致环境污染，引发植物生理生化代谢过程紊乱，并最终抑制植物生长发育。鸭跖草是一种很强的铜耐性植物，能吸收和积累相当高浓度的铜，被认为是一种铜的超富集植物，可修复被铜污染的土壤。

毒杀蚊幼虫

— 野胡萝卜 —

科普小档案

【**来源**】伞形科胡萝卜属野胡萝卜 *Daucus carota* L.

【**别名**】鹤虱草

【**识别特征**】二年生草本。茎单生，全体有白色粗硬毛。基生叶二至三回羽状全裂，末回裂片线形或披针形，复伞形花序。总苞有多数苞片，呈叶状，羽状分裂，裂片线形，结果时外缘的伞辐向内弯曲。花白色。果实圆卵形，具棱，棱上有白色刺毛。花期 5—7 月，果期 6—8 月。

【**产地与生境**】全国各地均有分布。生于山坡路旁、旷野或田间。

【**药材名**】南鹤虱。

【**入药部位**】成熟果实。

【**性味归经**】苦、辛，平；有小毒。归脾、胃经。

【**功能主治**】杀虫消积。用于蛔虫病，蛲虫病，绦虫病，虫积腹痛，小儿疳积。

【**用法用量**】3 ~ 9 克。

【**特点**】香料添加剂、毒杀蚊幼虫、富集铜、青饲料。

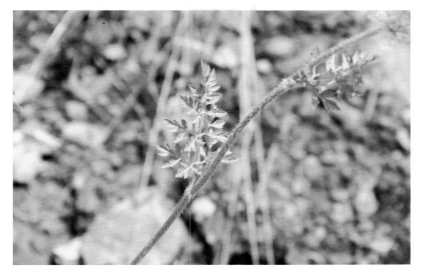

野胡萝卜（白色粗硬毛及二回羽状全裂茎生叶）

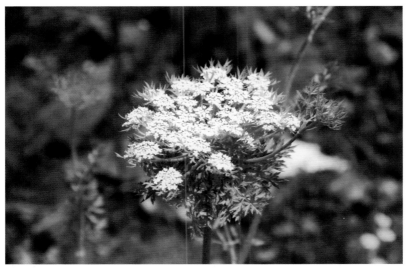

野胡萝卜（平展的复伞形花序）

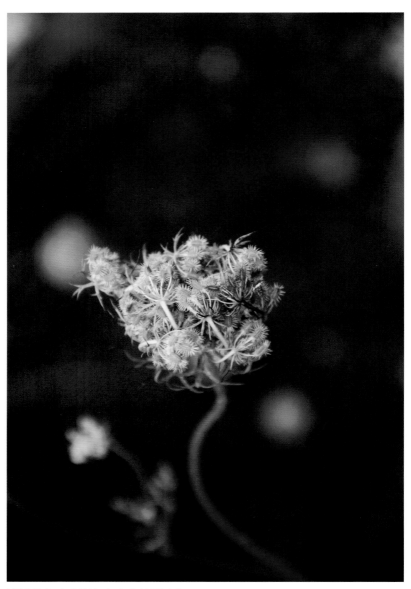

野胡萝卜（伞辐向内弯曲的果序）

野胡萝卜虽然看起来只是一种普通的野草，但其成熟果实南鹤虱是一种非常有价值的中药，被收录于《中国药典》，并被命名为南鹤虱。南鹤虱，顾名思义，是其果实犹如南飞的鹤，虱子般大小。秋季果实成熟时，割取果枝，晒干，打下果实，除去杂质，得到的就是南鹤虱的成品。

南鹤虱富含挥发油，从中提取的南鹤虱精油具有黏稠的质地和暗棕红色的颜色。这种精油散发出的香甜、辛辣、刺激气味，能让人心情愉悦。南鹤虱精油常被添加到香囊、香油等，制皂厂在生产香皂时会添加南鹤虱精油，以提高香皂的香味。此外，这种精油含有大量对蚊虫具有毒杀作用的活性化合物，对蚊幼虫的毒杀效果非常显著。因此，南鹤虱精油具有开发成植物源蚊虫杀幼剂的潜力。

除了果实入药，野胡萝卜植株本身价值也不可小觑。野胡萝卜和鸭跖草一样，具有聚集铜元素的能力，能够有效修复铜污染的环境。这种植物具有很高的产量，品质优良，可以从幼苗开始越冬。当土壤解冻时，它们会迅速生长，提供丰富的绿色植物，是北方早春时期养兔的优质青饲料作物。

解表和胃

— 紫苏 —

【来源】唇形科紫苏属紫苏 *Perilla frutescens*（L.）Britt.

【别名】野苏、香苏、白紫苏、黑苏、红苏

【识别特征】一年生草本。茎直立，钝四棱形，具四槽，密被长柔毛。叶先端尖，边缘有粗锯齿，侧脉 7～8 对。总状花序顶生及腋生，密被长柔毛，偏向一侧，由多组 2 花的轮伞花序组成；苞片外被红褐色腺点；花萼钟形，萼檐二唇；花冠唇形，白色至紫红色，上唇微凹，下唇 3 裂。小坚果近球形，灰褐色，具网纹。花期 6—8 月，果期 7—12 月。

【产地与生境】全国各地广泛栽培，房前屋后及路边等逸为野生。

【药材名】紫苏叶、紫苏子、紫苏梗。

【入药部位】干燥叶或带嫩枝叶（紫苏叶）、干燥成熟果实（紫苏子）、干燥茎（紫苏梗）。

【性味归经】紫苏叶：辛，温。归肺、脾经。紫苏子：辛，温。归肺经。紫苏梗：辛，温。归肺、脾经。

【功能主治】紫苏叶：解表散寒，行气和胃。用于风寒感冒，咳嗽呕恶，妊娠呕吐，鱼蟹中毒。紫苏子：降气化痰，止咳平喘，润肠通便。用于痰壅气逆，咳嗽气喘，肠燥便秘。紫苏梗：理气宽中，止痛，安胎。用于胸膈痞闷，胃脘疼痛，嗳气呕吐，胎动不安。

【**用法用量**】紫苏叶：5 ~ 10 克。紫苏子：3 ~ 10 克。紫苏梗：5 ~ 10 克。

【**特点**】叶背紫色，气味芳香，鱼蟹伴侣。

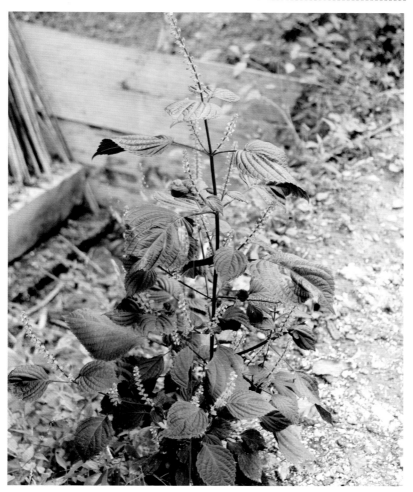

紫苏（顶生及腋生的总状花序）

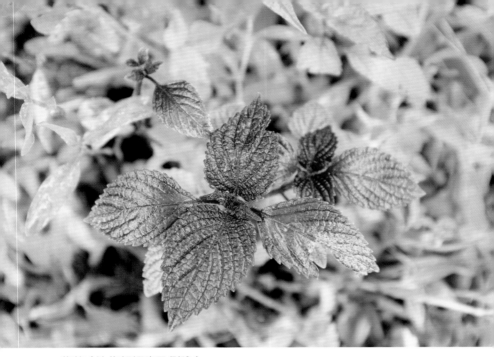

紫苏（边缘粗锯齿及侧脉）

　　紫苏被列入药食同源的中药之一，拥有超过 2000 年的种植历史。由于紫苏应用历史悠久，形态变异大，栽培品种多，通常将叶背腹面均绿色者称为白苏，叶背为紫色者称为紫苏。《中国植物志》与现行《中国药典》均将紫苏与白苏合为一种，均为紫苏。

　　紫苏的种子可以榨成油脂，紫苏油富含人体必需的脂肪酸——α-亚麻酸，因此被称赞为"陆地上的深海鱼油"。在吃螃蟹时，常常配上紫苏，以解鱼蟹之毒。

　　除食用外，紫苏全株均可入药，一个物种可产出三种中药，但作用不尽相同。叶子入药为紫苏叶，是一味解表药，具有解表散寒、行气和胃的功效；茎入药为紫苏梗，是一味理气药，具有理气宽中、

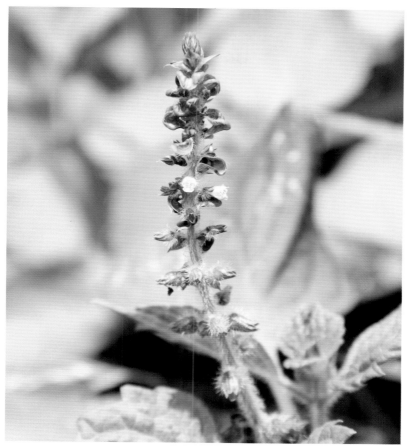

紫苏（多组 2 花的轮伞花序组成的总状花序）

止痛、安胎的功效；成熟种子入药为紫苏子，是一味止咳化痰药，具有降气化痰、止咳平喘、润肠通便的功效。

　　紫苏虽有诸多功效，但是服用也有禁忌，如将紫苏叶与鲫鱼一起食用后容易生毒疮，脾胃虚寒者也不宜长期服用紫苏。

中药的激素

— 龙芽草 —

【来源】蔷薇科龙芽草属龙芽草 *Agrimonia pilosa* Ledeb.

【别名】仙鹤草、瓜香草、龙牙草

【识别特征】多年生草本。根茎短，基部有一至数个地下芽。全株被柔毛。叶为间断奇数羽状复叶，小叶片边缘有锯齿；托叶绿色，镰形。总状花序穗状顶生，苞片深 3 裂，小苞片对生；花萼片 5，三角卵形；花瓣黄色，长圆形。花果期 5—12 月。

【产地与生境】我国各地均产。生于溪边、路边、草地、灌丛、林缘及疏林下。

【药材名】仙鹤草。

【入药部位】地上部分。

【性味归经】苦、涩，平。归心、肝经。

【功能主治】收敛止血，截疟，止痢，解毒，补虚。用于咯血，吐血，崩漏下血，疟疾，血痢，痈肿疮毒，阴痒带下，脱力劳伤。

【用法用量】6 ～ 12 克。外用适量。

【特点】中药的激素，治疗眩晕症。

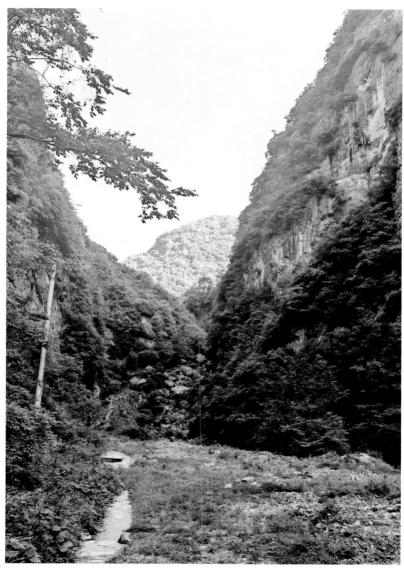

龙芽草生境（拍摄者：张植玮，拍摄地点：阴条岭国家级自然保护区内双阳桥附近）

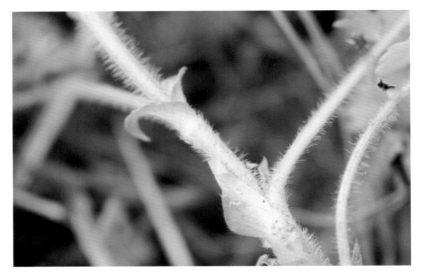

龙芽草（柔毛及镰形托叶）

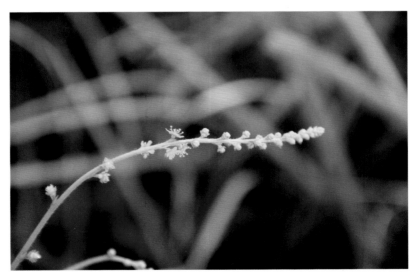

龙芽草（犹如仙鹤高昂脖颈的总状花序）

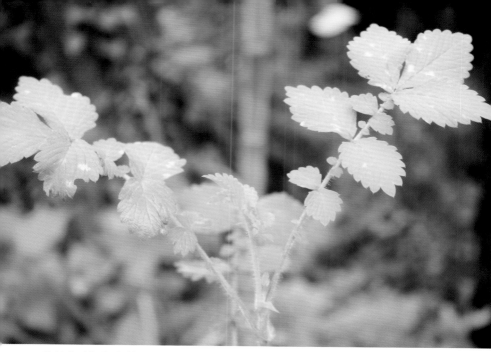

龙芽草（间断奇数羽状复叶）

在阴条岭国家级自然保护区海拔稍低的路边，随处可见独具特色的龙芽草。龙芽草有一别名为"龙牙草"，因其根茎生出地下，芽形似狼牙，而"狼"与"龙"音韵相似，故得名。在龙芽草顶生的穗状花序上，无数黄色小花密集生长，犹如一串串闪耀的宝石，而长长的花序梗则犹如仙鹤高昂的脖颈一般，因此也被人们亲切地称为仙鹤草。

龙芽草因其具有补虚强壮之功，用于劳力过度所致的脱力劳伤，民间称其为"脱力草"。

龙芽草干燥地上部分入药名为"仙鹤草"，收录于《中国药典》。夏、秋二季茎叶茂盛时采割，除去杂质，干燥即得。具有收敛止血、截疟、止痢、解毒、补虚的功效，用于咯血、吐血、崩漏下血、疟疾、血痢、痈肿疮毒、阴痒带下、脱力劳伤。除了在止血方面有功效外，仙鹤草在现代临床上也有运用。国家名老中医学术继承人韩辉主任医师擅治疗眩晕，喜重用仙鹤草治疗虚证眩晕且疗效颇佳；中医名家干祖望先生创制的"三仙汤"，主药也是仙鹤草，认为凡无外邪的各种疾病而神疲怠惰者，可使用仙鹤草，戏谓之"中药的激素"。临床上也有用仙鹤草治疗癌性疲乏的，足见仙鹤草药用价值之高。

鳞片护体

— 蔓胡颓子 —

【来源】胡颓子科胡颓子属蔓胡颓子 *Elaeagnus glabra* Thunb.

【别名】抱君子、藤胡颓子

【识别特征】常绿蔓生或攀援灌木。几乎全株密被鳞片，幼枝和果实密被锈色鳞片，叶片背面密被褐色鳞片，花密被银白色鳞片。叶片革质，顶端渐尖，边缘全缘，微反卷，具光泽。花淡白色，下垂，伞形总状花序腋生，3～7花密生短小枝上，萼筒漏斗形。果实矩圆形，成熟时红色。

【产地与生境】广东、广西、云南、贵州、四川、重庆、湖南、湖北、江西、福建、浙江、安徽、江苏、西藏、香港、台湾等地有分布。生于丘陵、山地的灌木丛中。

【药材名】蔓胡颓子。

【入药部位】叶。

【性味归经】苦，平。

【功能主治】止咳平喘，消肿止血。用于咳喘，外伤出血。

【用法用量】15～20克。

【特点】密被鳞片。

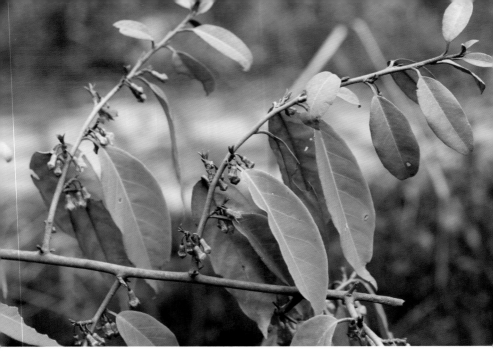

蔓胡颓子（茎枝）

在阴条岭国家级自然保护区，一条公路的终点与林口子林场管护站相接壤。管护站旁边，一条清溪静静地流淌，晶莹剔透的溪水从山间倾泻而下，发出悦耳的潺潺声响，令人心旷神怡。沿着溪畔轻轻漫步，清新的空气迎面扑来，仿佛是自然母亲赐予的温暖怀抱。当雨滴落下，这条小溪便焕发出勃勃生机，欢快的流水在山谷间穿梭，流淌出满溢的生命力，让人感受到大自然的神奇魅力。溪畔石缝中，生长着一丛丛坚毅的灌木，即使在雨水暴涨时，巨大的水流冲击力也无法动摇它们的坚定。其中一种攀援灌木，便是蔓胡颓子，它不仅展示着自然界的顽强生命力，也为这片美丽的山谷增添了一抹独特的色彩。

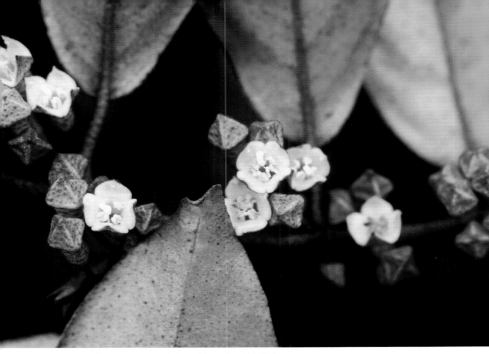

蔓胡颓子（密被鳞片的叶背和筒漏斗形花萼）

　　蔓胡颓子的叶可入药，收录于《贵州省中药材、民族药材质量标准（2003 年版）》，苗药名为"羊奶奶叶"。除了叶可入药外，蔓胡颓子的根及茎也具有较高的药用价值，全年可采挖，经除杂、洗净、切片和干燥后制成，具有利水通淋、散瘀消肿的功效，用于治疗跌打损伤。蔓胡颓子果实含有丰富的维生素 C，且总糖和总酸含量较高，还含有钾、铁、锰、锌、铜、镁等微量元素。果实不仅营养价值高，而且酸甜可口，可以直接食用或者加工制成果汁或果酱，既美味又健康。果核中含有较高的蛋白质和油脂。

　　蔓胡颓子同属植物胡颓子的名字起源，与其独特的生态特性紧密相连。这种植物在秋季开花，到了次年的春季果实成熟。其果实

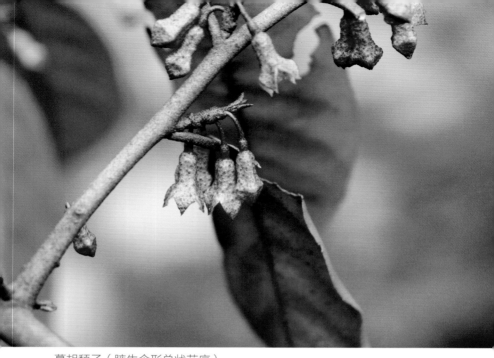

蔓胡颓子（腋生伞形总状花序）

即使经过冬季，也不会凋萎，因此得名"无颓子"。然而，在历史的发展过程中，由于语言和文字的误传，这个名称逐渐演变成了我们现在所熟知的"胡颓子"。

因其叶子形状奇特，花朵芬芳，果实红艳，极具观赏价值，人们喜欢将其进行群植或配植，用于美化园林，也可作为绿篱或球状植物进行种植，是一种优质的庭院和园林绿化植物，深受人们的喜爱和青睐。胡颓子具有发达的根系和根瘤，这使它具有强大的适应能力，不仅是保持水土和改良土壤的优秀树种，还有助于改善土壤结构和增加肥力。

喜招虫瘿

— 盐肤木 —

【来源】漆树科盐麸木属盐肤木 *Rhus chinensis* Mill.

【别名】盐麸木、五倍柴、五倍子树

【识别特征】落叶小乔木或灌木。小枝具圆形小皮孔。奇数羽状复叶，叶轴具宽的叶状翅，叶轴和叶柄密被锈色柔毛；小叶边缘具齿，叶背被白粉和锈色柔毛。圆锥花序宽大，苞片披针形，花白色，花瓣开花时外卷。核果球形，成熟时红色。花期 8—9 月，果期 10 月。

【产地与生境】我国除宁夏、内蒙古和新疆外，其余省区市均有分布。生于向阳山坡、沟谷、溪边的疏林或灌丛中。

【药材名】五倍子。

【入药部位】叶上的虫瘿。

【性味归经】酸、涩，寒。归肺、大肠、胃经。

【功能主治】敛肺降火，涩肠止泻，敛汗，止血，收湿敛疮；用于肺虚久咳，肺热咳嗽，久泻久痢，自汗盗汗，消渴，便血痔血，外伤出血，痈肿疮毒，皮肤湿烂。

【用法用量】3 ~ 6 克。外用适量。

【特点】五倍子的寄主。

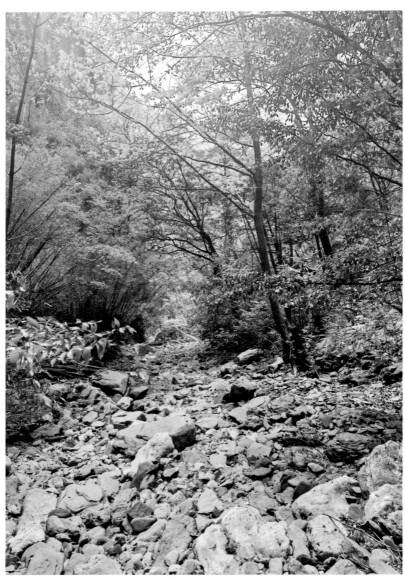

盐肤木生境（拍摄者：张植玮，拍摄地点：阴条岭国家级自然保护区内干河
坝附近）

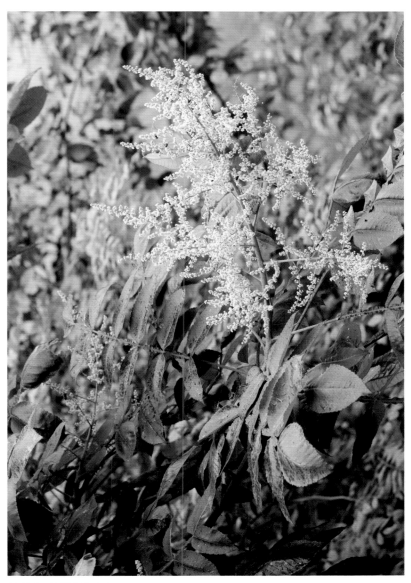

盐肤木（圆锥花序）

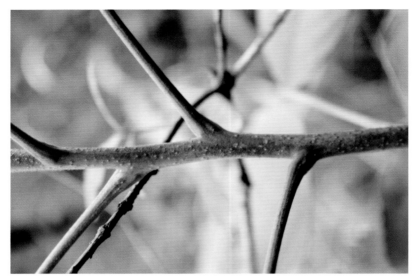

盐肤木（圆形小皮孔）

　　在阴条岭国家级自然保护区的山坡中，盐肤木也是一种常见的灌木。盐肤木的果实成熟后呈穗状，形如小豆，表面覆盖着如雪般洁白的盐霜。品尝其味道，带有酸咸味。古时人们将粉屑状的物质称为麸，因此这种果实被称为盐麸子。植株也逐渐被称为盐麸木，后演变成今天所称的盐肤木。

　　盐肤木茎及枝可入药，《中国药典》未收录，但《福建省中药饮片炮制规范》收录了盐肤木这味中药。盐肤木植株上的一种病理产物确为一味有名的中药，名为五倍子。五倍子在我国的产量较大，种类丰富，品质优良，享有"中国五倍子单宁酸"的美誉。秋季是采摘五倍子的较好季节，通过沸水略煮或蒸煮至表面呈灰色，即可

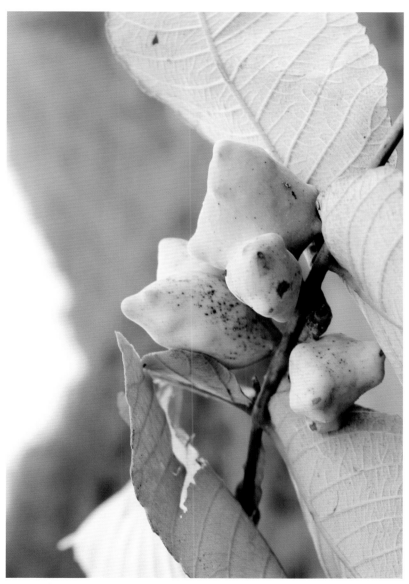

盐肤木（虫瘿）

杀死蚜虫并取出干燥。

　　五倍子的采收和加工与其形成过程紧密相连。五倍子是由寄生在盐肤木、青麸杨或红麸杨上的蚜虫形成的虫瘿。春季卵孵出的蚜虫若虫吸取嫩叶营养，刺激周围叶细胞异常增生，形成隆起物并在其中繁殖，这种囊状隆起物即为虫瘿。随着虫瘿的逐渐成长，至10月虫瘿会裂开，成蚜纷纷飞出。因此，夏末秋初是采收五倍子的理想时机，因此时五倍子已成熟而蚜虫尚未穿破虫瘿。

　　除药用外，盐肤木果还是一种优质的木本油料。2013年，盐肤木果油被批准为新资源食品。盐肤木果油富含亚油酸，是一种对人体至关重要的必需脂肪酸，对增进人体健康起着重要作用。此外，盐肤木还是蜜蜂的重要粉源植物，能提供花蜜和花粉，是蜜蜂生存、繁殖的关键生活资料。

　　随着重工业的发展，土壤难免被重金属污染，修复大面积重金属污染土壤是一项重要的任务。植物修复因其高效、环保和成本低廉等优势，成了治理重金属污染的有效手段之一。盐肤木在我国分布广泛，资源丰富，是一种重要的经济树种。它具有强大的适应能力，耐旱、耐瘠薄，抗逆性优异。在重金属铬、铜、铅的"胁迫"下，盐肤木均能表现出良好的耐受性，因此是废弃地恢复的先锋植物。

续折接骨

— 川续断 —

【**来源**】忍冬科川续断属川续断 *Dipsacus asper* Wall. ex Henry.

【**别名**】接骨草

【**识别特征**】多年生草本。茎直立，有 6 ~ 8 条沟棱，棱上又有稀疏的钩刺。基生叶丛生，有叶柄，茎生叶在茎节处对生，中下部叶也有叶柄，中上部叶无叶柄。花序为头状球形，总花梗长，总苞片生在花序基部，形状似叶，5 ~ 7 片，小苞片顶端喙尖两侧被刺毛，花白色或淡黄色。花期 8—9 月，果期 9—10 月。

【**产地与生境**】我国除西藏、青海、内蒙古及东北外，其他各省区市均有分布。生于海拔 900 ~ 2300 米的沟边草丛、林边。

【**药材名**】续断。

【**入药部位**】干燥根。

【**性味归经**】苦、辛，微温。归肝、肾经。

【**功能主治**】补肝肾，强筋骨，续折伤，止崩漏。用于肝肾不足，腰膝酸软，风湿痹痛，跌扑损伤，筋伤骨折，崩漏，胎漏。酒续断多用于风湿痹痛，跌扑损伤，筋伤骨折。盐续断多用于腰膝酸软。

【**用法用量**】9 ~ 15 克。

【**特点**】渝产道地药材，加工需"发汗"。

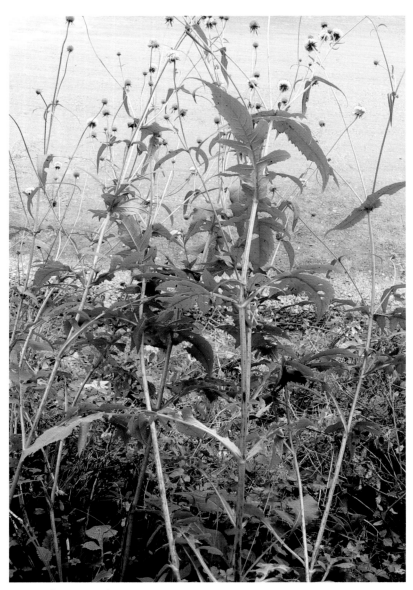

川续断（地上部分）

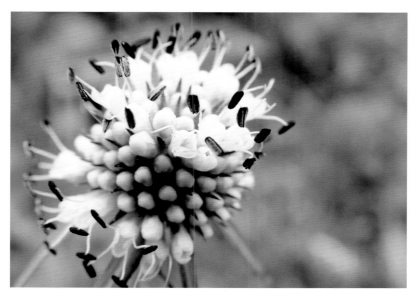

川续断（头状花序）（花期）

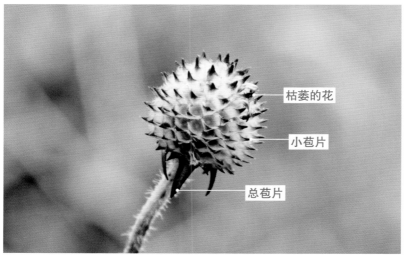

枯萎的花

小苞片

总苞片

川续断（头状花序）（花已枯萎）

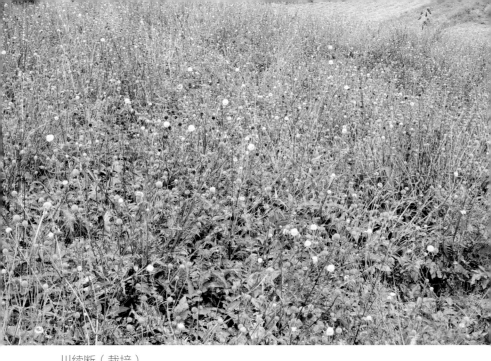

川续断（栽培）

　　川续断的干燥根入药，药材名为续断，《中国药典》有收录。秋季采挖，除去根头和须根，用微火烘至半干，堆置"发汗"至内部变绿色时，烘干即得。"发汗"是中药的一种炮制加工方法，在药材加工过程中，为了促使变色、变软、增强香味或减少刺激性，便于干燥，常将药材堆积放置，使其"回潮"，内部水分向外挥发的加工方法即称为"发汗"。除了续断加工需"发汗"外，中药菌类茯苓、块根类玄参、皮类厚朴和杜仲在加工过程中都需要"发汗"。除了在加工过程中需"发汗"外，加工成饮片的续断炮制方法还有酒炙和盐制，取续断片用黄酒拌匀，闷润至透，置炒药锅内，用文火加热，炒至微带黑色时，取出放凉，每100千克续断用黄酒10千克，即得酒续断；取续断片用盐水拌匀，闷润至透，置炒药锅内，用文火加热，炒干，取出放凉，每100千克续断用食盐2千克，即得盐续断。

续断因能"续折接骨"而得名，处方名中生续断常写为川续断、川断、续断。续断始载于《神农本草经》，用药历史悠久，唐代《理伤续断方》中首次冠以续断"川"字（即四川出产的续断），表明在那个时期四川（包括今重庆）所产续断续折接骨效果好，是公认的道地药材。

修护能手

—— 积雪草 ——

【来源】伞形科积雪草属积雪草 *Centella asiatica*（L.）Urban.

【别名】崩大碗、马蹄草、老鸦碗

【识别特征】多年生草本。茎柔软细长，匍匐生长，节上生根。叶片马蹄形，边缘有钝锯齿，背面有稀疏柔毛，掌状脉 5 ~ 7 条，脉上部分叉，叶柄长，基部叶鞘透明。伞形花序聚生于叶腋，每个花序有 3 ~ 4 朵小花，聚集呈头状，花瓣紫红色。

【产地与生境】我国广东、广西、云南、贵州、四川、重庆、湖南、湖北、江西、浙江、江苏、安徽等地有分布。生于阴湿的草地或水沟边。

【药材名】积雪草。

【入药部位】干燥全草。

【性味归经】苦、辛，寒。归肝、脾、肾经。

【功能主治】清热利湿，解毒消肿。用于湿热黄疸，中暑腹泻，石淋血淋，痈肿疮毒，跌扑损伤。

【用法用量】15 ~ 30 克。

【特点】护肤界的"万金油"。

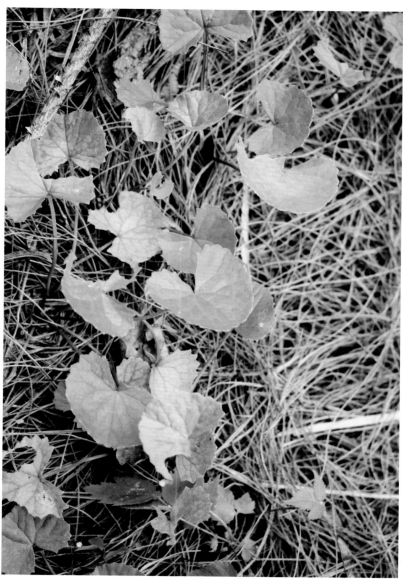

积雪草（细长匍匐茎）

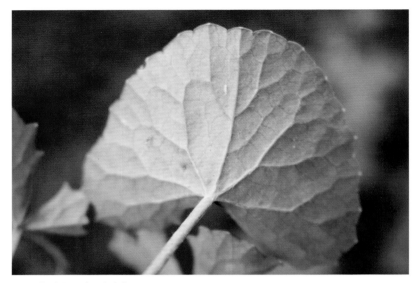

积雪草（柔毛与叶脉）

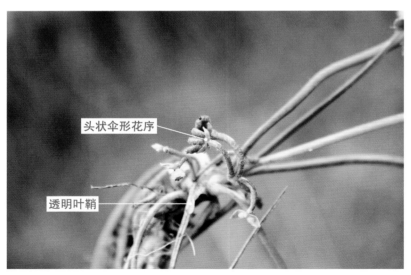

积雪草（花序、叶鞘）

积雪草于夏、秋二季采收，除去泥沙，晒干即得。中药的药性与中药的功效相关，一般清热药均具有苦寒之性，陶弘景曰："此草以寒凉得名，其性大寒，故名积雪草。"陶弘景作为一名著名医药学家，从中医理论的角度对积雪草的名字进行了解释。民间认为积雪草的叶柄非常坚硬，在冬季白雪覆盖草丛时，其叶片能正面朝上支撑住一团团白雪，因此被称为积雪草。

除药用外，积雪草提取物在医学美容领域同样具有较大的利用价值。积雪草对皮肤的药理作用包括抗炎、损伤修复、抗氧化、抗衰老、改善皮肤屏障水合、减少色素沉着、提高皮肤活力、抗瘢痕等，是一种使用比较广泛的化妆品成分，与烟酰胺一样，在护肤界有"万金油"的称号。已有部分化妆品、药品中添加了积雪草提取物。

如蝶翩飞
— 虎耳草 —

【来源】虎耳草科虎耳草属虎耳草 *Saxifraga stolonifera* Curt.

【别名】天青地红、通耳草、耳朵草、丝棉吊梅、金丝荷叶、天荷叶、老虎耳、金线吊芙蓉、石荷叶

【识别特征】多年生草本。通体被柔毛。叶柄长，数片叶片基生，质地肥厚，类圆形，边缘有锯齿，两面都有花纹。花纹因环境不同而有异。花茎直立，有分枝，花序圆锥状，花多数，花瓣 5 枚，有两瓣特长，三瓣较小，基部有黄色斑点。花期 5—8 月，果期 7—11 月。

【产地与生境】全国各地均有分布。生于林下、灌丛、草甸和阴湿岩石旁。

【药材名】虎耳草。

【入药部位】新鲜或干燥全草。

【性味归经】辛、苦，寒；有小毒。归肺、胃经。

【功能主治】清热解毒，消肿止痛。用于急性中耳炎，风热咳嗽。外治大疱性鼓膜炎、风疹瘙痒。

【用法用量】9 ~ 15 克。外用适量，鲜品捣烂取汁或涂敷。

【特点】盆景园林装点绿植。

【注意】孕妇慎用。

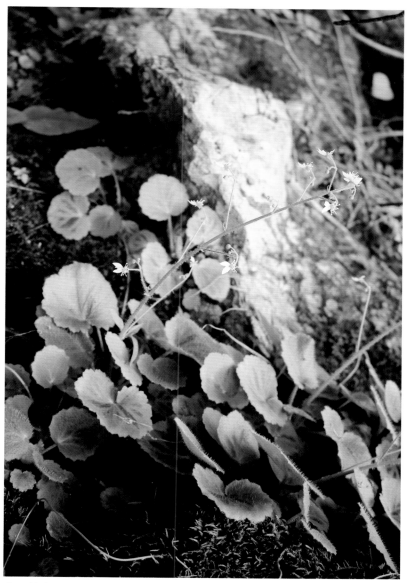

虎耳草（傍石而生）

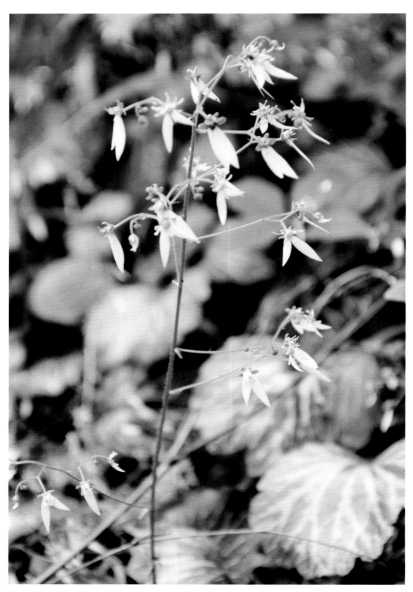

虎耳草（圆锥花序）

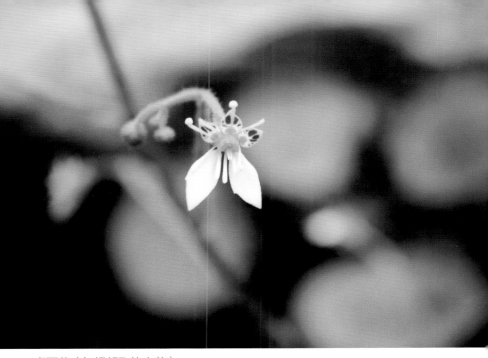

虎耳草（如蝶翩飞的小花）

　　虎耳草有很多别名，多因其奇特的形态而来，如由于虎耳草叶片类圆形似荷叶，而且多依傍石头而生，因此得名"石荷叶"；其叶片类圆形且带花纹，像动物的耳朵一样，故得名"虎耳草""猫耳朵"；其茎匍匐细长如丝，颜色为红紫色，因此很多别名加上了"金丝""金线"，如金丝荷叶、金线吊芙蓉等。

　　虎耳草对生长环境要求不严，耐瘠薄，且形态优美，因而在盆景和园林中多用于造景。能蔓生于荫蔽的悬崖陡壁之上，或石砌挡土墙的缝隙之中，夏日从叶丛中抽生花枝，着生众多白色小花，形如小蝶飞舞，趣味横生。在山石盆景中放入少许土壤，虎耳草便可

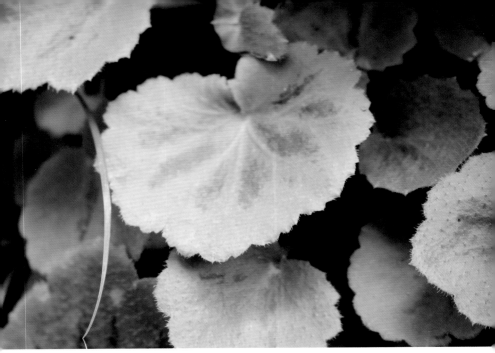

虎耳草（兽耳般的叶片）

在其中茁壮生长，其下垂的茎蔓在石间飘拂，山石顿添勃勃生机。

虎耳草于春夏二季植株旺盛时采收，除去泥沙枯叶等杂质，洗净晒干或趁鲜捣汁用。它具有清热解毒、消肿止痛的功效。用于急性中耳炎、风热咳嗽。外治大疱性鼓膜炎、风疹瘙痒。民间验方多用鲜品，即摘取新鲜的虎耳草，捣烂取汁滴耳，治疗中耳炎。

绿色地毯

— 萹蓄 —

【**来源**】蓼科蓼属萹蓄 *Polygonum aviculare* L.

【**别名**】扁竹、竹叶草、多茎萹蓄

【**识别特征**】一年生草本。茎自基部多分枝，具纵棱。叶似竹叶细长但小；具膜质托叶鞘。花被 5 深裂，边缘白色或淡红色。花期 5—7 月，果期 6—8 月。

【**产地与生境**】全国各地广泛分布。生于田边路、沟边湿地。

【**药材名**】萹蓄。

【**入药部位**】干燥地上部分。

【**性味归经**】苦，微寒。归膀胱经。

【**功能主治**】利尿通淋，杀虫，止痒。用于治疗热淋涩痛，小便短赤，虫积腹痛，皮肤湿疹，阴痒带下。

【**用法用量**】9 ~ 15 克。外用适量，煎洗患处。

【**特点**】生命力十分顽强。

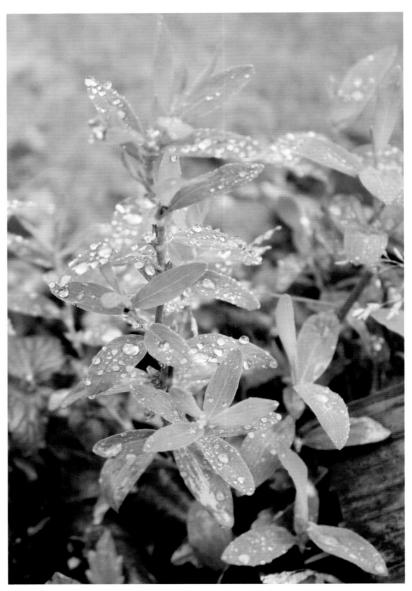

萹蓄（植株）

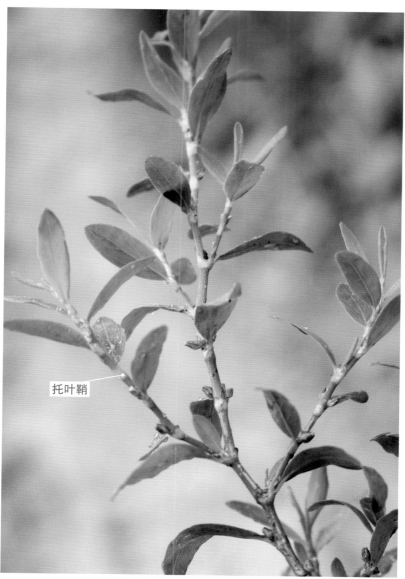

托叶鞘

萹蓄（托叶鞘）

萹蓄随处可见，因其不嫌土壤贫瘠，三四月春风一吹，路边、田坎、河边处处都是其家园，悄无声息地长出新鲜的绿叶。绿色的茎枝从根部分发出来，茎枝表面并不光滑，突出的脉管形成一条条沟棱，平卧或直立着向四周伸展开来，仿佛给田野铺上了一条碧绿的地毯。叶柄交替着从茎枝长出，一层薄膜将叶柄与茎枝包裹起来，这层薄膜就是托叶鞘，下部褐色上部白色，点缀着绿色的"地毯"。

萹蓄是蓼科植物，膜质托叶鞘是蓼科植物家族共有的特点。萹蓄的叶片很小，只有瓜子般大小，因其叶片的形状像竹叶一样细长，萹蓄也有萹竹的别称。到七八月，全株叶柄与茎枝间生出单朵或数朵白色或淡红色的小花，绚丽可爱。萹蓄极其抗旱抗涝，即使干旱天气也不枯萎，水涝气候只会让它变得更加翠绿，生命力十分顽强，脚踏车覆均不易将其折断，反倒生机盎然。

萹蓄最先收载于《诗经·尔雅》："竹，萹蓄。"后来晋朝郭璞对《诗经·尔雅》中萹蓄进行了注释："似小藜，赤茎节，好生道旁，可食，又杀虫。"萹蓄喜欢生长在路旁，既可食用，也可用于杀虫。从郭璞的描述可以推测，萹蓄在晋朝可能充当野菜出现在了百姓的饭碗里，但因其口感不够鲜嫩爽口，食用的习惯也就没能沿袭下来，但药用价值一直沿用至今。《神农本草经》收载了萹蓄，直到现代，《中国药典》也对其进行了收录。

养心草

—— 费菜 ——

【**来源**】景天科景天属费菜 *Phedimus aizoon*（L.）'s Hart

【**别名**】景天三七、黄菜、四季还阳、养心草

【**识别特征**】多年生草本。茎粗，直立，无毛，不分枝。叶互生，质坚实，近革质。聚伞花序有多花，水平分枝，平展。花瓣5，黄色。

【**产地与生境**】我国四川、湖北、江西、安徽、浙江、江苏、青海、宁夏、甘肃、内蒙古、河南、山西、陕西、河北、山东、辽宁、吉林、黑龙江等地有分布。生于温暖向阳的山坡岩石上、草地或河沟坡上。

【**药材名**】景天三七。

【**入药部位**】干燥全草。

【**性味归经**】甘、微酸，平。归心、脾经。

【**功能主治**】散瘀，止血，安神。用于治疗溃疡病，肺结核，支气管扩张，血小板减少性紫癜等血液病的中小量出血，外伤出血，烦躁不安。

【**用法用量**】30 ～ 60 克。

【**特点**】园林绿化、食用、入药，用途广泛。

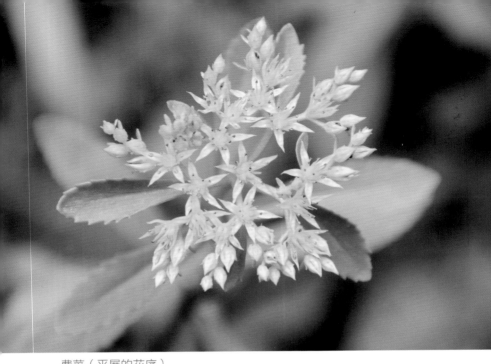

费菜（平展的花序）

　　费菜，可以食用。明代《救荒本草》里收载了费菜："生辉县太行山车箱冲山野间，苗高尺许，叶似火焰草叶而小，头颇齐，上有锯齿，其叶挨茎而生，叶梢上开五瓣小尖淡黄花，结五瓣红小花蒴儿。苗叶味酸，救饥采嫩苗叶，煠熟换水淘去酸味，油盐调食。"《救荒本草》是一部专讲地方性植物并结合食用方面以救荒为主的植物志，其对费菜的生境、植物形态、食用部位及食用方法进行了详细记载，称费菜生长在太行山的山野间，植株高大约一尺，叶子类似火焰草叶片，但比火焰草叶小，叶片长满茎枝，非常齐整，边缘类似锯齿，茎枝顶端开淡黄色花朵，花瓣五瓣且形状小而尖，果实为红色的蒴果，也是 5 瓣，叶有酸味，嫩苗叶在开水中煮熟后用

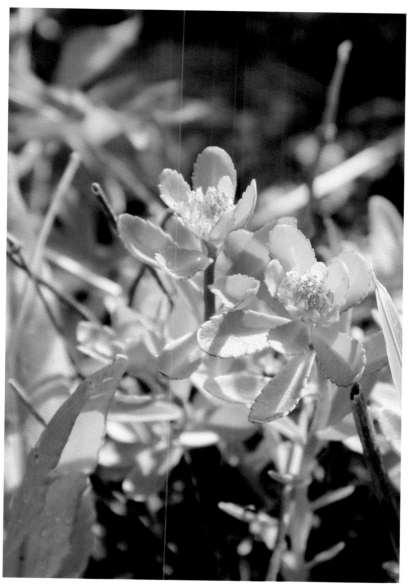

费菜（带有锯齿的叶片）

清水淘去酸味，拌上油盐就可食用。直到今天，餐桌上仍可见费菜的"倩影"，食用的依然是嫩茎叶，可直接素炒，也可烫火锅、凉拌等，烹饪方法不一，颜色鲜绿，脆嫩爽滑。

《救荒本草》中植物形态描述与《中国植物志》相似，只是后者描述得更详细，分布区域更广泛。值得一提的是，费菜的花序为聚伞花序，花枝水平分枝，许多花朵水平铺展在整个花序上，且每朵小花都有 5 条线性的萼片，十分艳丽。费菜生命力顽强，根茎、茎枝均可繁育，且耐贫瘠、耐干旱，适应性强，病虫害少，外形优美，花朵艳丽，也可用于园林绿化。

费菜还有一个别名为养心草，由来要从其药用价值说起。清代《植物名实图考》记载了费菜的药用价值"俚医以治吐血"，俚医即指民间医生，可见当时费菜在民间是用来治疗吐血的。费菜全草入药，名为景天三七，虽然《中国药典》未收录，但在山东、江苏等地方标准中有收录。全草随用随采，夏、秋季采挖，除去泥沙，晒干即得。因费菜叶片肥厚多汁，且生命力顽强，直接晾晒不容易晒干，可在晾晒之前先用沸水烫死植株，这样就破坏了其叶片保存水分的功能，更容易晾干。费菜可以宁心安神，治疗烦躁不安，这就是其别名养心草的由来。

僧人珍藏

— 峨参 —

【来源】伞形科峨参属峨参 *Anthriscus sylvestris* （L.）Hoffm.

【识别特征】二年生或多年生草本。叶片整体轮廓呈卵形，2 回羽毛状分裂，一回羽片有长柄，二回羽片有短柄。花序为复伞形花序，花白色，花瓣 5 枚。果实为长卵形至线状长圆形。花果期 4—5 月。

【产地与生境】除广东、天津、台湾外，全国各省区市均有分布，四川为主产区。生于高山山坡林下或路旁以及山谷溪边石缝中。

【药材名】峨参。

【入药部位】根。

【性味归经】甘、辛，微湿。归脾、胃、肺经。

【功能主治】补中益气、祛瘀生新。用于治疗脾虚腹胀，四肢无力，肺虚咳，老人夜尿，水肿，跌打损伤，腰痛。

【用法用量】10 ～ 15 克。外用适量。

【特点】峨眉山三大特产之一。

【注意】孕妇慎用。

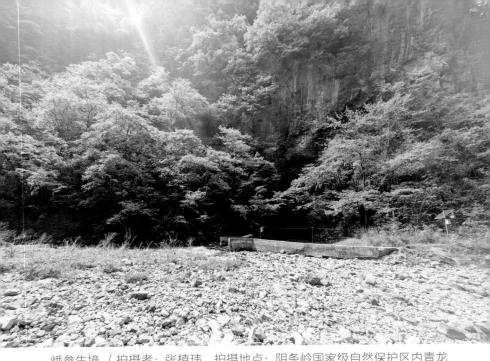

峨参生境（拍摄者：张植玮，拍摄地点：阴条岭国家级自然保护区内青龙潭附近）

位于阴条岭国家级自然保护区的白果林场红旗管护站，其前方流淌着阳板河。沿河向上游步行 2~3 千米，便可见到青龙潭，路旁石缝中生长着几株峨参，增添了这里的神奇与美丽。

峨参是峨眉山特色资源植物，因其干燥根与沙参类似，且当地多作补品食用，取名为峨参，与峨蕊、雪魔芋一起作为峨眉山的三大特产而远近闻名。早在清代，楼藜然在《峨眉纪游》中记录了峨参："外有峨参一种，形如沙参而大，色较黄白，山僧常馈送人。食者颇多，味略似参，性微凉。渍以米泄水，和肉煮服之，补肾。"1908年，楼藜然时任四川总督署参事兼布政使署民政科长，在峨眉山避暑时，他将所见所闻记录在《峨眉记游》中。不难想象，正在避暑

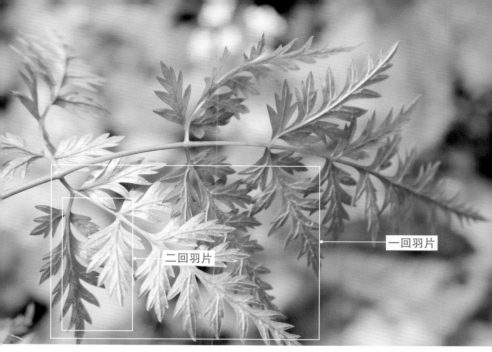

一回羽片

二回羽片

峨参（二回羽状复叶）

的楼藜然某一天借住于山中寺庙中，寺庙僧人用亲自采挖的峨参款
待贵客。当楼藜然喝到峨参汤时，询问食材为何物，僧人仔细向他
介绍了峨参这一峨眉山特产，楼随即称赞峨参为好物，在离别之际，
僧人以峨参为礼相赠与楼藜然。

　　峨参虽是峨眉山特产，但因其分布广泛，在很多地方都有使用
习惯，其根入药，其药名与植物同名，收录于重庆、四川和湖南等
地方标准中。秋季地上枝叶渐枯后，采挖地下根，洗净后趁鲜刮去
粗皮，上锅蒸透，晒干即得。其具有补中益气、祛瘀生新的功效。

　　值得注意的是，峨参能够祛瘀生新，孕妇应慎用，且其具有补
益的作用，湿热壅滞证不宜使用，邪实而正气未虚者忌用，以避免

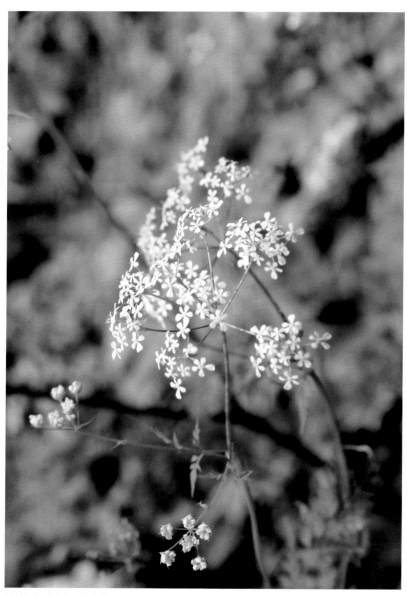

峨参（复伞形花序）

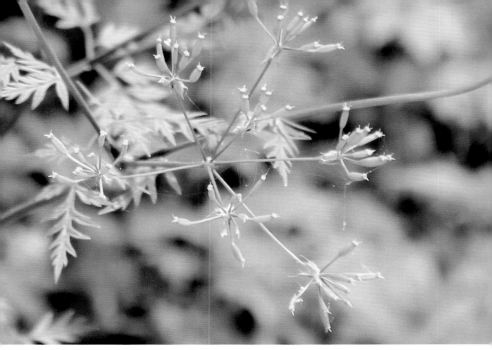

峨参（长卵形果实）

湿热和邪气因补益而不能排出。除了根有药用价值，峨参叶片还具有止血消肿的功效，外用可治疗创伤出血以及肿痛，鲜叶捣烂或干叶研粉适量敷患处即可。

止血良药

—风轮菜—

【来源】唇形科风轮菜属风轮菜 *Clinopodium chinense* （Benth.）Kuntze

【识别特征】多年生草本。全身都被毛，不同位置柔毛不一，比如叶片上面密被平伏短硬毛，下面被疏柔毛，叶柄密被疏柔毛，苞叶、花梗、总梗及序轴被柔毛状缘毛及微柔毛，花萼外面被疏柔毛及腺微柔毛，花冠外面被微柔毛。轮伞花序多花密集，半球状。花冠紫红色，边缘为二唇形，上唇直伸，先端微缺，下唇 3 裂，中裂片稍大。花期 5—8 月，果期 8—10 月。

【产地与生境】我国除新疆外，各省区市均有分布。生于山坡、草丛、路边、沟边、灌丛、林下。

【药材名】断血流。

【入药部位】干燥地上部分。

【性味归经】微苦、涩，凉。归肝经。

【功能主治】收敛止血。用于崩漏，尿血，鼻衄，牙龈出血，创伤出血。

【用法用量】9 ~ 15 克。外用适量，研末敷患处。

【特点】止血效果好。

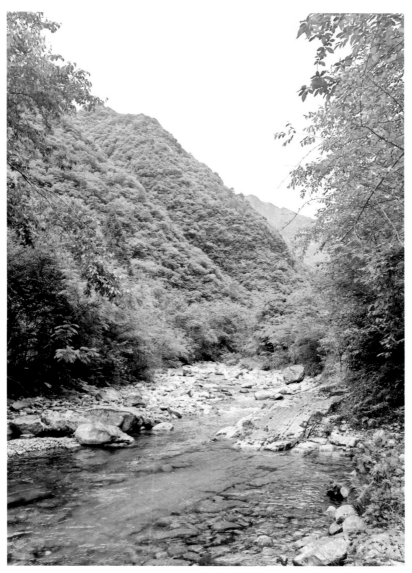

风轮菜生境（拍摄者：张植玮，拍摄地点：阴条岭国家级自然保护区内兰英沟后河）

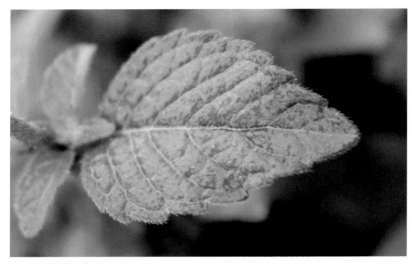

风轮菜（叶片上面密被平伏短硬毛）

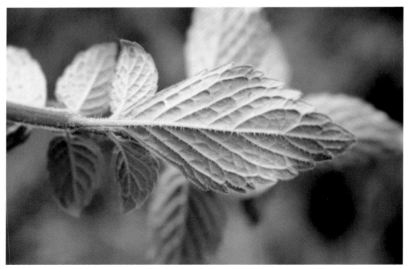

风轮菜（下面被疏柔毛，脉上尤其密集）

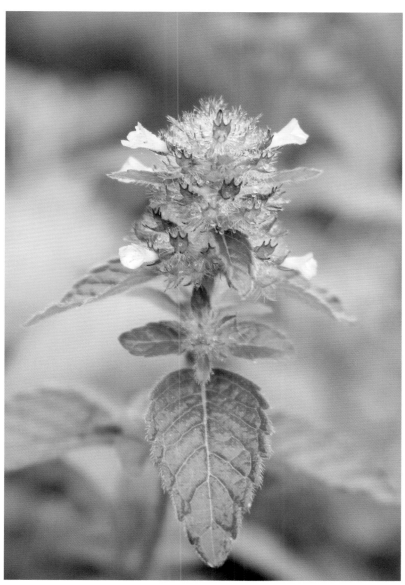

风轮菜（球形轮伞花序）

风轮菜收载于明代《救荒本草》："生密县山野中。苗高二尺余。方茎四棱，色淡绿微白。叶似荏子叶而小；又似威灵仙叶微宽，边有锯齿叉，两叶对生，而叶节间又生子叶，极小，四叶相攒对生。开淡粉红花。其叶味苦。救饥：采叶煤熟，水浸去邪味，淘洗净，油盐调食。"虽然风轮菜叶子味道比较苦涩，但在困难时期，可以用水浸泡的方法除去苦味，洗净后加入油盐即可食用。20世纪90年代，在浙江和江西交界的一些地区，民间将风轮菜加工成豆腐样食品，作为菜肴食用。现代研究发现，风轮菜氨基酸含量十分丰富，含有谷氨酸等17种氨基酸。

风轮菜干燥地上部分入药，药材名为断血流，收录于《中国药典》中。断血流是20世纪70年代从安徽发掘出来的民间使用草药，因其疗效确切，安全性高，经临床验证后被《中国药典》收录。夏季开花前割收地上部分，除去泥沙与杂草，晒干即得。

造纸材料

— 构树 —

【**来源**】桑科构属构树 *Broussonetia papyrifera*（L.）L'Hér. ex Vent.

【**识别特征**】乔木，树高 10 ~ 20 米。叶片广卵形至长椭圆状卵形，先端渐尖，基部心形，两侧常不相等，边缘具粗锯齿，不分裂或 3 ~ 5 裂，小树之叶常有明显分裂，表面粗糙，疏生糙毛，背面密被绒毛；叶柄密被糙毛。花雌雄异株；雄花序为柔荑花序，粗壮；雌花序球形头状。聚花果成熟时橙红色，肉质。花期 4—5 月，果期 6—7 月。

【**产地与生境**】我国各地均产，栽培或野生于山林间。

【**药材名**】楮实子。

【**入药部位**】干燥成熟果实。

【**性味归经**】甘，寒。归肝、肾经。

【**功能主治**】补肾清肝，明目，利尿。用于治疗肝肾不足，腰膝酸软，虚劳骨蒸，头晕目晕，目生翳膜，水肿胀满。

【**用法用量**】6 ~ 12 克。

【**特点**】全身是宝，因其树皮纤维含量高，且纤维细长，色泽洁白，是制造桑皮纸和宣纸等高档纸张的原料。构树叶营养丰富，可用于加工成动物饲料。构树果实、叶、树皮、茎以及皮间白汁都可入药。

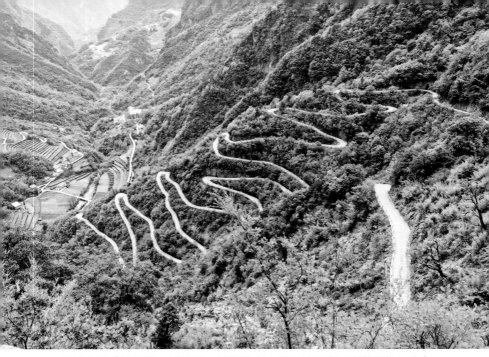

构树生境（拍摄者：张植玮，拍摄地点：阴条岭国家级自然保护区内）

构树原名楮，也称榖，是一种古老的树种，早在《诗经·小雅·鹤鸣》就有云："乐彼之园，爰有树檀，其下维榖。"意思是我爱美丽大花园，檀树长得高又高，树下有楮短又小。

构树果实入药为楮实子，具有补肾延年的作用。相传有一女子当街持棒追打白发老人，被路人喝止，女子称自己是白发老人的母亲，因儿子不坚持服用自制药丸，致使70岁就已须发全白。为劝诫儿子坚持服药，才出现当街追打的场面。众人纷纷请求女子赠予药丸，女子也不藏私，将秘方公之于众，服用者均有奇效，并将药丸取名为"神仙训老丸"。

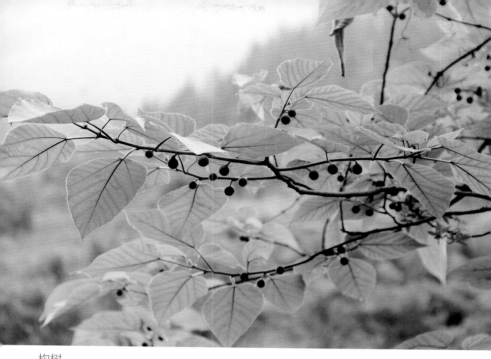

构树

　　至汉代，名医华佗在"神仙训老丸"原配方的基础上增减了几味药物，突出了该药方壮阳滋阴的作用，并改名为"仙姑打老儿丸"。"仙姑打老儿丸"因效果非同凡响，被推荐进入宫廷，至明代太医改名为"延年益寿丸"。楮实子就是"仙姑打老儿丸"中被增加的一味中药，表明楮实子是延年益寿药丸中不可或缺的配方。

　　《中国药典》收录了楮实子，干燥成熟果实入药，秋季果实成熟时采收，洗净，晒干，除去灰白色膜状宿萼和杂质即得，具有补肾清肝、明目、利尿的功效。用于治疗肝肾不足，腰膝酸软，虚劳骨蒸，头晕目昏，目生翳膜，水肿胀满。

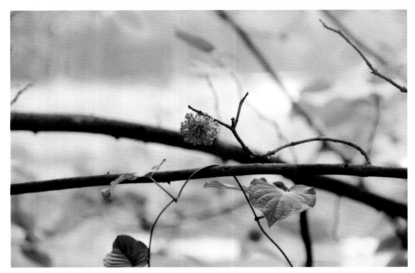

构树（成熟的聚花果）

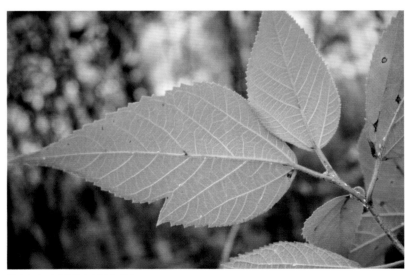

构树（叶背面密被绒毛）

抗抑郁

— 贯叶连翘 —

【来源】金丝桃科金丝桃属贯叶连翘 *Hypericum perforatum* L.

【识别特征】多年生草本。植株高 20 ~ 60 厘米，全体无毛。茎直立，有很多分枝。叶片密集，基部近心形而抱茎，边缘全缘。花序为聚伞花序，生于茎及分枝顶端。花瓣黄色，长圆形或长圆状椭圆形，两侧不相等。雄蕊 3 束，每束有雄蕊约 15 枚。花期 7—8 月，果期 9—10 月。

【产地与生境】分布于我国陕西、重庆、湖北、贵州、四川、河南、甘肃、新疆、湖南等地。生于山坡、路旁、草地、林下及河边等处。

【药材名】贯叶金丝桃。

【入药部位】干燥地上部分。

【性味归经】辛，寒。归肝经。

【功能主治】疏肝解郁，清热利湿，消肿通乳。用于肝气郁结，情志不畅，心胸郁闷，关节肿痛，乳痈，乳少。

【用法用量】2 ~ 3 克。

【特点】抗抑郁症。

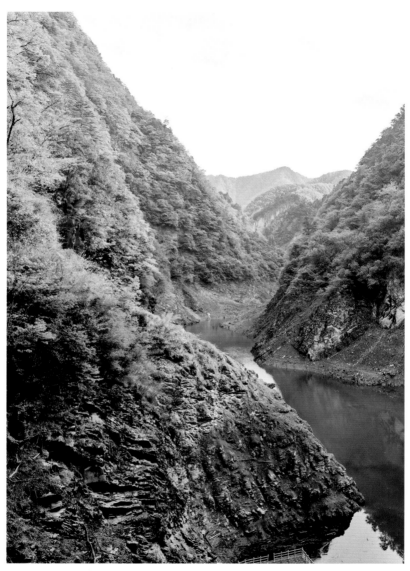

贯叶连翘生境（拍摄者：张植玮，拍摄地点：阴条岭国家级自然保护区内红旗管护站附近）

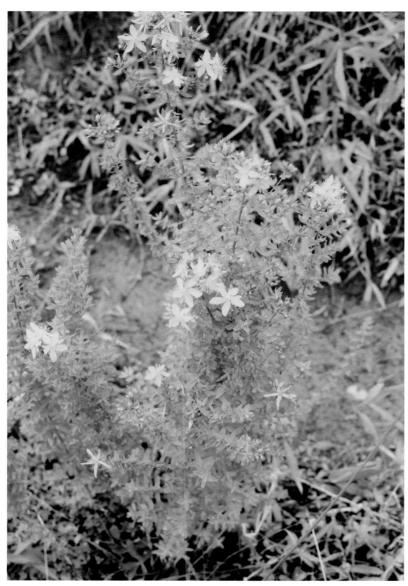

贯叶连翘（植株）

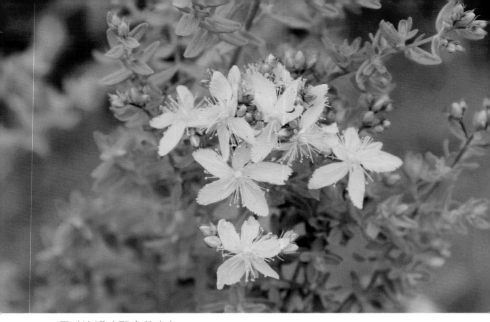

贯叶连翘（聚伞花序）

　　贯叶连翘为欧洲传统植物药，又名圣约翰草。在欧洲，贯叶连翘已有两千多年的用药历史，起初用于创伤、烧伤等症，用它作为抗抑郁症的草药已有百余年历史，为国际医药市场上重要的抗抑郁植物药，近年又有报道称贯叶连翘对艾滋病毒有抑制作用。

　　贯叶连翘干燥地上部分入药，药材名为贯叶金丝桃，《中国药典》有收录。夏、秋二季开花时采割，阴干或低温烘干。具有疏肝解郁、清热利湿、消肿通乳的功效，用于肝气郁结，情志不畅，心胸郁闷。肝气郁结将引起情志不畅、心胸郁闷，症状与抑郁症类似，这与欧洲将贯叶连翘作为治疗抑郁症相一致。现代药理研究发现，贯叶金丝桃主要活性成分为贯叶金丝桃素、金丝桃素、金丝桃苷等，具有抗抑郁、抗炎、抗菌、抗病毒、抗氧化以及抗癌等药理作用。

五味俱全

—— 华中五味子 ——

【**来源**】五味子科五味子属华中五味子 *Schisandra sphenanthera* Rehd. et Wils.

【**识别特征**】落叶木质藤本。全株无毛。小枝红褐色，表面突起的皮孔较密，枝条缠绕多姿。叶纸质，叶尖较尖，边缘有波浪齿，叶柄为红色。花生于近基部叶腋，花单性，雄花的雄蕊群倒卵圆形，花托圆柱形，顶端伸长；雌花雌蕊群卵球形，子房近镰刀状椭圆形，柱头冠狭窄。聚合果成长串，未成熟时碧绿色，成熟后小浆果红色。花期4—7月，果期7—9月。

【**产地与生境**】我国山西、陕西、甘肃、山东、江苏、安徽、浙江、江西、福建、河南、湖北、湖南、四川、贵州、云南东北部等地均有分布。生于海拔湿润山坡边或灌丛中。

【**药材名**】南五味子。

【**入药部位**】成熟果实。

【**性味归经**】酸，甘，温。归肺、心、肾经。

【**功能主治**】收敛固涩，益气生津，补肾宁心。用于久咳虚喘，梦遗滑精，遗尿尿频，久泻不止，自汗盗汗，津伤口渴，内热消渴，心悸失眠。

【**用法用量**】2 ~ 6克。

【**特点**】具甘、酸、辛、苦、咸五味。

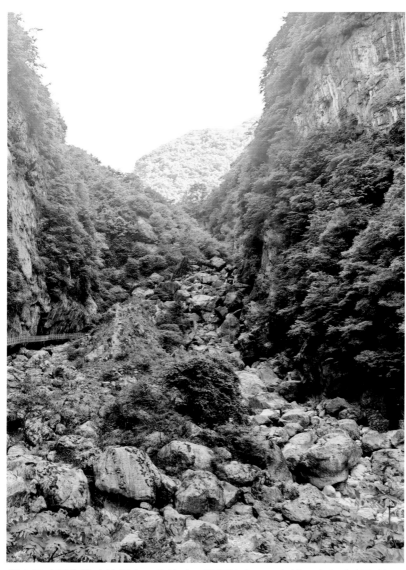

华中五味子生境（拍摄者：张植玮，拍摄地点：阴条岭国家级自然保护区内巴岩子河沟白果）

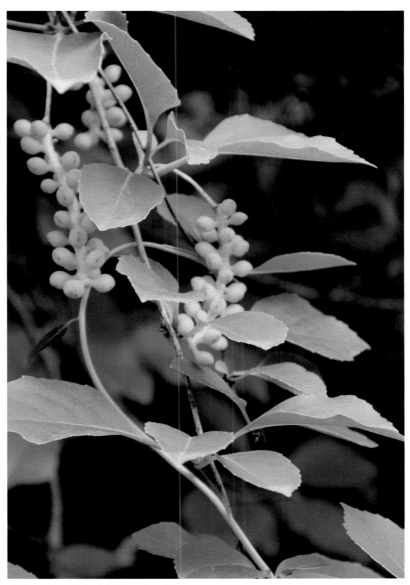

华中五味子（未成熟的聚合果）

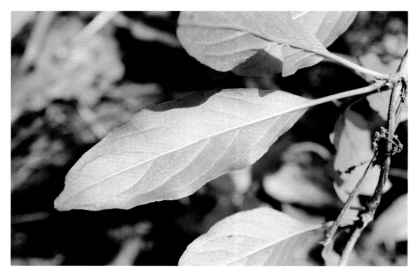

华中五味子（叶片边缘波浪齿）

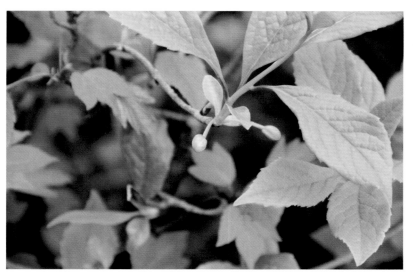

华中五味子（生于近基部叶腋的花）

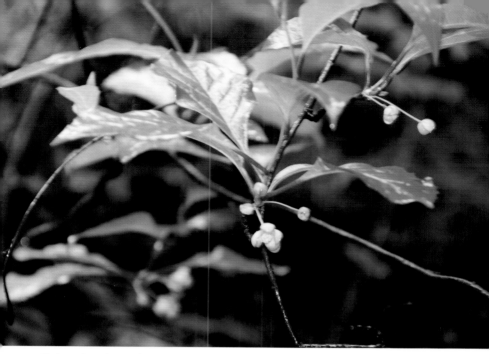

华中五味子（植株）

　　华中五味子的干燥成熟果实，宛如一颗颗璀璨的红宝石，晒干后蜕变为珍贵的药材——南五味子。每当秋季来临，一串串果实挂满藤枝，满载着大自然的馈赠，人们小心翼翼地采摘，去除果梗和杂质，留下纯净的果实，以备入药之用。在早期，南五味子只作为五味子的一种，收载于各版药典和著作中。随着研究的深入，人们发现南北五味子在地域分布、药用功效以及化学成分上存在差异。于是在 2000 年版的《中国药典》中，南五味子得以独立列为一味中药，展现了其独特的药用价值。五味子的药用历史可追溯到古老的《神农本草经》，而唐朝的《新修本草》更是对其进行了详尽的记载："五味皮肉甘酸，核中辛苦，都有咸味，此则五味具也。"因其兼具甘、酸、辛、苦、咸五种味道，故得名五味子。这部《新修本草》不仅是我国第一部官修本草著作，更是被称为世界上最早的药典，比欧洲的《纽伦堡药典》领先了800余年。它不仅为世界药学的发展作出了卓越贡献，更彰显了我国优秀传统医药文化的深厚底蕴与卓越成就。

北五味子《中国药典》收录名称为五味子，为南五味子同属植物五味子的干燥成熟果实。历代医家对南北五味子的临床应用，均明确了各自的适应范围，明代《本草蒙筌》曰："风寒咳嗽，南五味为奇，虚损劳伤，北五味最妙。"南五味子临床多用于风寒感冒咳嗽的表证，北五味子临床则多用于治疗肾虚引起的虚症，可见二者名字相近，用途却有差别。

除药用外，华中五味子还是叶花果均赏的观赏植物，其藤蔓粗壮且缠绕多姿，绿叶浓郁而有光泽，花黄而有淡香，果实鲜艳可爱。果实营养价值高，色泽鲜艳，风味较适口，可直接鲜食或加工利用。

结石克星

— 过路黄 —

【来源】报春花科珍珠菜属过路黄 *Lysimachia christinae* Hance

【识别特征】多年生草本。茎比较柔软，平卧于草地上，常几株的茎平行着朝一个方向延伸下去。叶在茎上相对而生，接近圆形，叶柄处浅心形，叶片碧绿肥厚，将叶片对着阳光透光看，可见密布的腺条。花生于叶腋处，常 2 朵相伴而生，花冠黄色，基部合生，先端分裂成 5 瓣，花丝基部肥厚，合生成筒状，花冠与花丝基部相连处颜色为红色，连成一圈，黄色花冠与淡黄色花药间镶嵌着一圈火红，十分艳丽。花期 5—7 月，果期 7—10 月。

【产地与生境】我国云南、四川、重庆、贵州、陕西、河南、湖北、湖南、广西、广东、江西、安徽、江苏、浙江、福建、甘肃等地有分布。生于沟边、路旁阴湿处和山坡林下。

【药材名】金钱草。

【入药部位】干燥全草。

【性味归经】甘、咸，微寒。归肝、胆、肾、膀胱经。

【功能主治】利湿退黄，利尿通淋，解毒消肿。用于治疗湿热黄疸，胆胀胁痛，石淋，热淋，小便涩痛，痈肿疔疮，蛇虫咬伤。

【用法用量】15 ~ 60 克。

【特点】有较强的排石作用，是治石淋的要药。

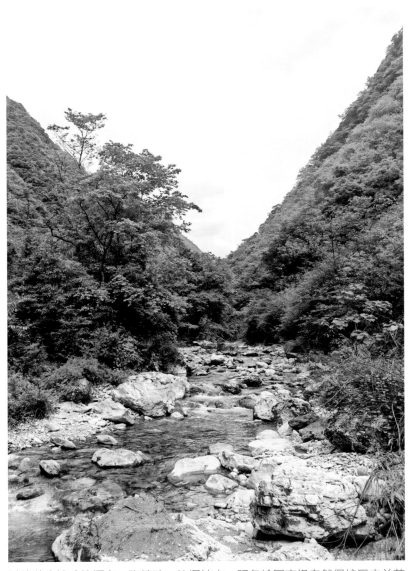

过路黄生境（拍摄者：张植玮，拍摄地点：阴条岭国家级自然保护区内兰英沟后河）

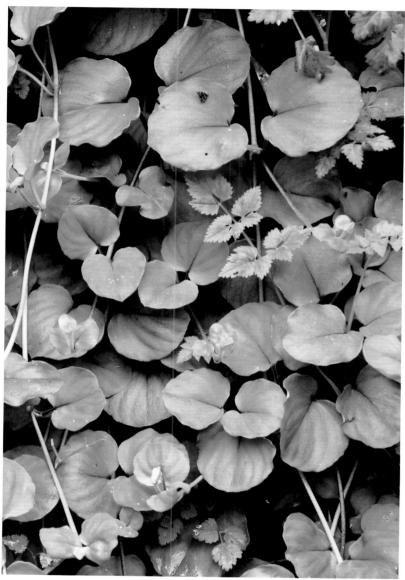

过路黄（平卧延伸）

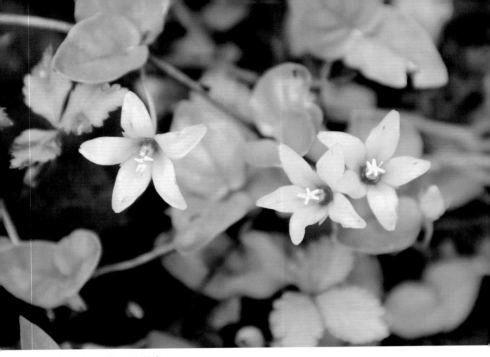

过路黄（艳丽的花）

　　过路黄植株矮小，茎枝沿着路边有序地匍匐延伸，初夏时节，茎枝上开满黄色的小花，远远望去，金灿灿一片，是名副其实的"过路黄"。过路黄还有一个别名为神仙对坐草，清代《本草纲目拾遗》云："神仙对坐草，一名蜈蚣草。山中道旁皆有之，蔓生，两叶相对，青圆似佛耳草，夏开小黄花，每节间有二朵，故名。"神仙对坐指的是节间从叶腋下生出的两朵小黄花，以及小黄花倚靠的相对而生的两片圆形绿色叶片。

　　过路黄的干燥全草入药，药材名为金钱草，收录于《中国药典》。夏、秋二季采收，除去杂质，晒干即得。金钱草用于治疗湿热黄疸、石淋、热淋及小便涩痛等，外敷治疗痈肿疔疮、蛇虫咬伤以及跌打

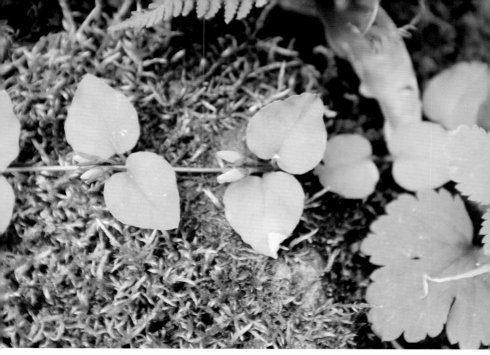

过路黄（似神仙对坐）

损伤，主要含有黄酮类、酚酸类、挥发油、多糖、氨基酸、鞣质及内酯等化学成分，现代药理研究表明其具有排石、镇痛、抗炎、抗菌、抗氧化等多种药理作用，临床上多用于治疗肝胆疾病、结石及尿路感染等。金钱草片是金钱草经过提取浓缩后添加辅料压片而成的中成药，具有清热利湿、利尿通淋的功效，用于湿热下注所致小便频数短涩、淋沥疼痛、尿色赤黄、腰腹疼痛、尿挟砂石。民间也有直接用金钱草泡水喝的用法，并根据其用途称其为排石草。

细腻软滑

— 海金沙 —

【来源】海金沙科海金沙属海金沙 *Lygodium japonicum*（Thunb.）Sw.

【识别特征】蕨类植物，喜攀援于灌木丛中，最高可达 4 米。类似于藤枝的圆轴称为叶轴，叶轴上有 2 条狭边，常几根叶轴相互缠绕于其他藤枝向上攀援。平展的羽片有很多，相互对生于叶轴两侧。羽片分为不育羽片和能育羽片，不育羽片尖三角形，能育羽片卵状三角形，均为二回羽状。能育羽片边缘有排列稀疏暗褐色的孢子囊，称为孢子囊穗，孢子囊穗比小羽片的中央不育部分长很多。

【产地与生境】我国华东、华南、西南、湖南及陕南均有分布。生于山坡灌丛或路边林缘。

【药材名】海金沙。

【入药部位】成熟孢子。

【性味归经】甘、咸，寒。归膀胱、小肠经。

【功能主治】清利湿热，通淋止痛。用于热淋，石淋，血淋，膏淋，尿道涩痛。

【用法用量】6 ～ 15 克。包煎。

【特点】蕨类植物，为治疗各种淋症涩痛的要药。

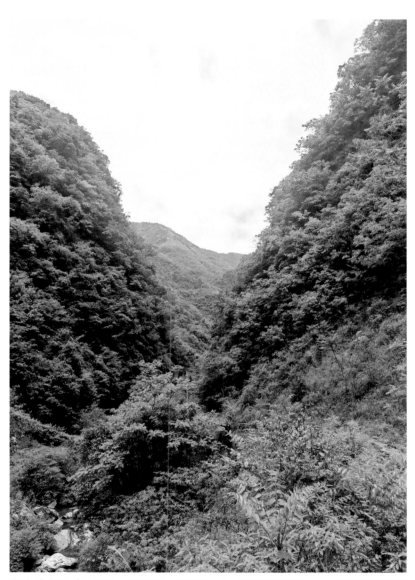

海金沙生境（拍摄者：张植玮，拍摄地点：阴条岭国家级自然保护区内兰英沟后河）

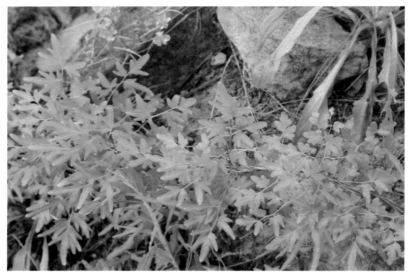

海金沙（相互缠绕的叶轴）

海金沙的叶子在阳光下暴晒干燥后，轻轻敲打就会洒落出细小的金黄色颗粒，在阳光下闪闪发光，仿佛金色的沙子一样。因海中的沙子干燥后也会发出金黄色的光泽，海金沙名字便由此而来，而那闪闪发光的金黄色颗粒就是海金沙孢子囊中成熟的孢子粉。

海金沙的孢子粉可是宝贝，在秋季孢子未脱落时采割藤叶，晒干后搓揉或打下孢子，除去藤叶即可得到细腻软滑的孢子粉，手捻有光滑感，置手中易由指缝滑落。金灿灿的粉末可入药，药材名与植物名一样，也称海金沙，收录于《中国药典》。海金沙具有清利湿热、通淋止痛的功效。用于热淋，石淋，血淋，膏淋，尿道涩痛。海金沙入汤剂容易使药液浑浊，因此煎药时需将它用纱

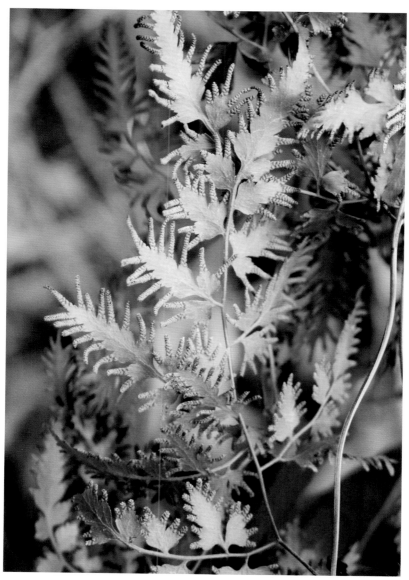

海金沙（能育羽片及孢子囊穗）

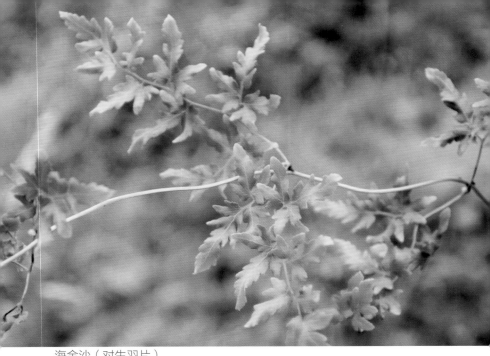

海金沙（对生羽片）

布等包起来再煎，习称"包煎"。

　　在辨别海金沙时，可捻取一点点，撒于火上，海金沙会发出轻微爆鸣及明亮的火焰。除了孢子能入药外，海金沙的干燥地上部分也有药用价值，入药药材名为海金沙藤，浙江、四川、上海等地的地方标准收录了这味中药。夏、秋二季采割，除去杂质，晒干即得。具有利尿通淋、清热解毒的功效。用于湿热淋证，石淋，水肿，小便不利以及痄腮，痈肿疔毒。比起海金沙，海金沙藤清热解毒力更强，但利尿通淋的功效弱于海金沙。

外科良药

— 马鞭草 —

【来源】马鞭草科马鞭草属马鞭草 *Verbena officinalis* L.

【别名】铁马鞭、马鞭子、马鞭梢

【识别特征】多年生草本。茎四方形，节和棱上有硬毛。基生叶的边缘通常有粗锯齿和缺刻，茎生叶多数三深裂，裂片边缘有不整齐锯齿，两面均有硬毛。穗状花序顶生和腋生，花小，冠淡紫色，裂片 5 枚。花期 6—8 月，果期 7—10 月。

【产地与生境】我国各地均有分布。生于山坡、路边、溪旁或林边。

【药材名】马鞭草。

【入药部位】干燥地上部分。

【性味归经】苦，凉。归肝、脾经。

【功能主治】活血散瘀，解毒，利水，退黄，截疟。用于癥瘕积聚，痛经经闭，喉痹，痈肿，水肿，黄疸，疟疾。

【用法用量】5 ～ 10 克。

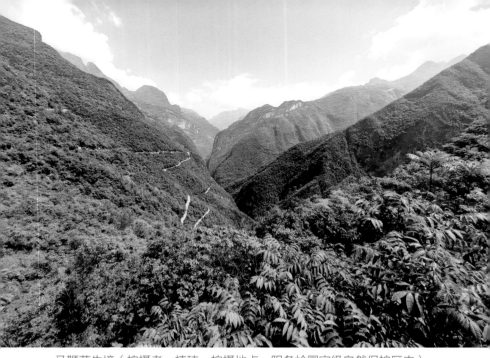

马鞭草生境（拍摄者：植玮，拍摄地点：阴条岭国家级自然保护区内）

　　兰英大峡谷位于阴条岭国家级自然保护区，享有"重庆第一深谷"的美誉。该峡谷东临巫山，北靠神农架，谷底最窄处只有13余米，平均深度约2000米，最深处达到了2400米。在通往兰英大峡谷的道路上，路旁生长着一种纤细而优雅的小草，这便是马鞭草。每当微风拂过，淡雅的香气便随之飘散，以其独特的形态和淡雅的香气装点着旅途。

　　马鞭草的命名来源有两种说法：一种认为，马鞭草的果穗形状类似于马鞭的鞘柄，因此得名；另一种认为，马鞭草的节上会生长出紫色的花朵，与马鞭节相似，因此得名。无论哪种说法，都与其特殊形态相关。

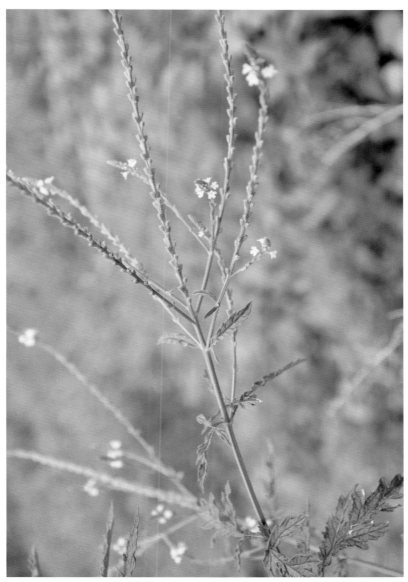

马鞭草（形似马鞭鞘柄的果穗）

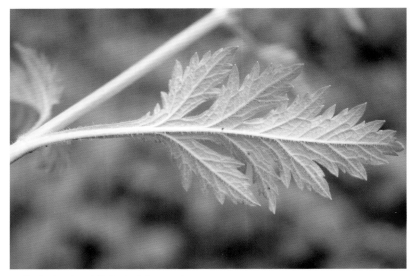

马鞭草（三深裂茎生叶叶背硬毛）

  在中医理论中，马鞭草是一味活血祛瘀药。其地上部分经过干燥后，直接入药，药材名与植物名一致，收录在现行的《中国药典》中。马鞭草通常在夏季花开之际采割，经过去除杂质，再晾晒至干，以备药用。马鞭草的药效广泛，具有活血散瘀、解毒、利水、退黄、截疟等多重功效。临床上常将马鞭草作为主药，配伍其他药材制成水煎液，用于治疗痔疮、跌打损伤等外科疾病，疗效显著。在我国20世纪六七十年代，马鞭草还曾应用于疟疾的治疗，其水煎液对于疟疾的治愈率高。此外，用马鞭草水煎液漱口，对缓解牙龈肿痛及口腔溃疡也有奇效。

烫伤要药

— 地榆 —

科普小档案

【**来源**】蔷薇科地榆属地榆 *Sanguisorba officinalis* L.

【**别名**】黄爪香、玉札、山枣子、一串红、豚榆系

【**识别特征**】多年生草本。根粗壮，纺锤形，有纵皱及横裂纹。茎直立，有棱。基生叶为羽状复叶，有小叶 4 ~ 6 对，小叶片有短柄，顶端圆钝，边缘有多数粗锯齿；茎生叶较少，小叶片顶端急尖。穗状花序椭圆形，直立，萼片紫红色。花果期 7—10 月。

【**产地与生境**】我国各地均有分布。生于山坡草地、溪边、灌木丛中、湿草地及疏林中。

【**药材名**】地榆。

【**入药部位**】干燥根。

【**性味归经**】苦、酸、涩，微寒。归肝、大肠经。

【**功能主治**】凉血止血，解毒敛疮。用于便血，痔血，血痢，崩漏，水火烫伤，痈肿疮毒。

【**用法用量**】9 ~ 15 克。外用适量，研末涂敷患处。

【**特点**】水火烫伤要药。

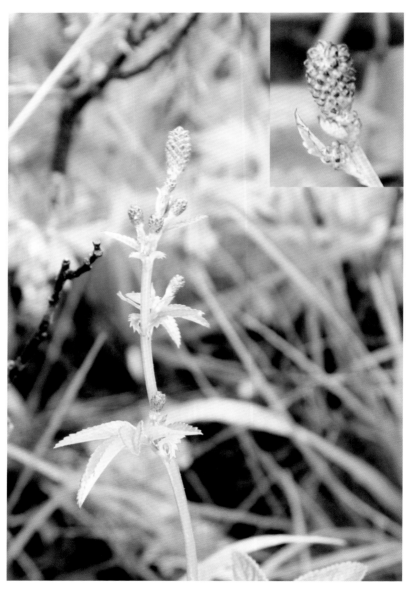

地榆（椭圆形的穗状花序）

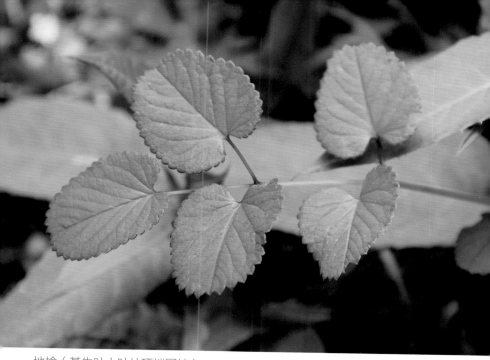

地榆（基生叶小叶片顶端圆钝）

　　地榆因其叶片类似于榆树且生长后铺满地面而得名，民间常将地榆根碾碎成细末，用麻油调成糊状，涂敷于水火烫伤处，用于缓解水火烫伤红肿症状，减轻伤口水肿，并促进伤口愈合。夏季采收地榆叶，鲜用或晒干，少量代茶饮，具有清热解毒的功效，也可用于缓解发热症状；鲜叶捣烂涂敷疮疡处，用于治疗疮疡肿痛。地榆的根和叶鞣质含量高，可用于提制栲胶。

　　地榆能够治疗水火烫伤，在中药里被称为"水火烫伤要药"，干燥根入药，药材名与植物名一致，均为地榆，收录于《中国药典》。春季将发芽时或秋季植株枯萎后根营养比较丰富时采挖，除去须根，洗净后干燥，或趁鲜切片干燥。具有凉血止血、解毒敛疮的功效，

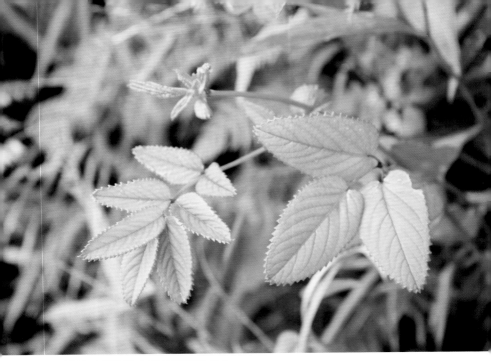

地榆（茎生叶小叶片顶端急尖）

用于便血、痔血、血痢、崩漏、水火烫伤、痈肿疮毒。

　　为了充分发挥中药防治疾病的作用，并克服某些毒副反应，保证安全有效，中药材在使用前必须根据病情和实际需要，采用不同的方法进行加工处理，称为中药炮制，中药炮制是中国医药遗产的组成部分。地榆临床上常炮制加工成地榆炭，炒炭的目的主要是增强止血作用。具体方法是取地榆饮片放于炒锅内，用大火炒至药物表面呈焦黑色，内部棕褐色时取出，放凉即可，中成药地榆槐角丸组方用的就是地榆炭。

争奇斗艳

— 凤仙花 —

【**来源**】凤仙花科凤仙花属凤仙花 *Impatiens balsamina* L.

【**别名**】指甲花、急性子

【**识别特征**】一年生草本。茎肉质，直立，下部节常膨大。叶互生，叶片多披针形，先端尖，边缘有锐锯齿，侧脉 4 ~ 7 对，叶柄上面有浅沟。花单生或 2 ~ 3 朵簇生于叶腋，白色、粉红色或紫色，单瓣或重瓣；花梗密被柔毛；苞片线形；侧生萼片 2，卵形，唇瓣深舟状，被柔毛，基部急尖成长 1 ~ 2.5 厘米内弯的距；旗瓣圆形，兜状，先端微凹，背面中肋具狭龙骨状突起，顶端具小尖，翼瓣具短柄，2 裂，下部裂片小，倒卵状长圆形，上部裂片近圆形，先端 2 浅裂，外缘近基部具小耳。蒴果宽纺锤形，两端尖，密被柔毛。花期 7—10 月。

【**产地与生境**】我国各地均产。庭园栽培或逸为野生。

【**药材名**】急性子。

【**入药部位**】干燥成熟种子。

【**性味归经**】微苦、辛，温；有小毒。归肺、肝经。

【**功能主治**】破血，软坚，消积。用于癥瘕痞块，经闭，噎膈。

【**用法用量**】3 ~ 5 克。

【**注意**】孕妇慎用。

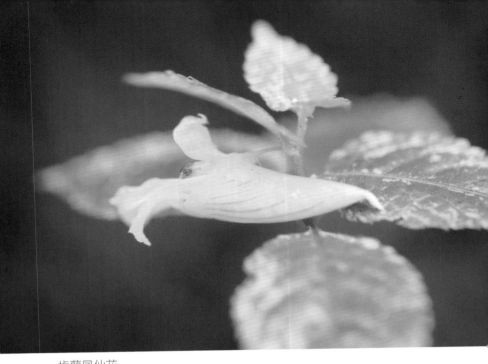

齿萼凤仙花

　　9 月的阴条岭国家级自然保护区经过酷暑的炙烤，草木已经度过了怒放的花期，渐渐进入成熟期，静待生命轮回。在一片初秋阳光里，各种凤仙花逆期怒放，"花枝招展，招蜂引蝶"，成为阴条岭国家级自然保护区一抹亮丽的风景，点缀着深山秋意。

　　凤仙注定与佳人相关联。元代女词人陆琇卿的《醉花阴》："曲栏风子花开后，捣入金盆瘦。银甲暂教除，染上春纤，一夜深红透。点绛轻襦笼翠袖，数颗相思豆。晓起试新妆，画到眉弯，红雨春心逗。"明代瞿佑的《渭塘奇遇记》一文有记述："洞箫一曲是谁家？河汉西流月半斜。要染纤纤红指甲，金盆夜捣凤仙花。"徐阶有诗云："金凤花开色最鲜，佳人染得指头丹。"可见古时已将凤仙花捣碎

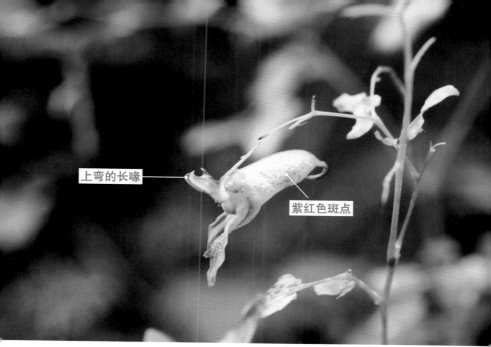

上弯的长喙

紫红色斑点

顶喙凤仙花

后作为染指甲的材料。具体做法是将凤仙花捣碎后，染在指甲上过夜，可使纤纤玉指染上红色，仿佛嵌上了一颗颗相思红豆，个中诗情画意跃然纸上。

凤仙花多生长于阴湿的环境，而阴条岭国家级自然保护区森林植被丰富，凤仙花属植物多。

齿萼凤仙花：侧生萼片常具粗齿；翼瓣无柄，裂片披针形，顶端具丝状长毛；唇瓣囊状具顶端 2 裂内弯短距。

顶喙凤仙花：苞片披针形，长 3～4 毫米；花淡紫蓝色，旗瓣近肾形，中肋背面近顶端具上弯的长喙；唇瓣囊状，具紫红色斑点。

红雉凤仙花：叶卵形或卵状披针形，侧脉 4～5 对；侧生萼片

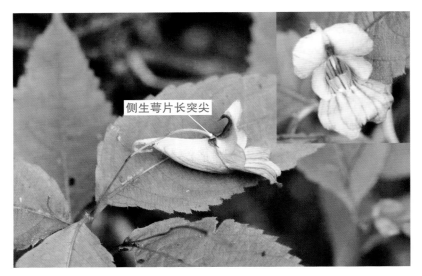

侧生萼片长突尖

红雉凤仙花

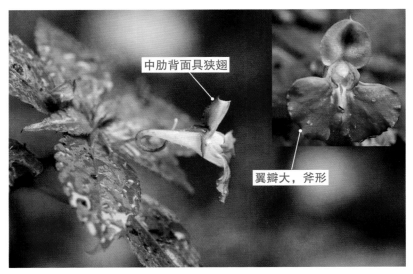

中肋背面具狭翅

翼瓣大，斧形

睫毛萼凤仙花

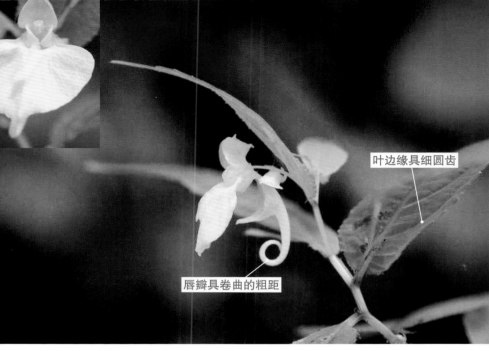

叶边缘具细圆齿

唇瓣具卷曲的粗距

细圆齿凤仙花

长 5 ～ 6 毫米，顶端具长突尖；唇瓣具短于檐部的粗距。

睫毛萼凤仙花：侧生萼片具睫毛或疏细齿，旗瓣近肾形，中肋背面具狭翅；翼瓣上部裂片大，斧形；唇瓣具长达 3.5 厘米的细距。

细圆齿凤仙花：叶边缘具细圆齿，基部无腺体或有具柄腺体；侧生萼片圆形，具 5 脉；唇瓣具卷曲的粗距。

窄萼凤仙花：茎、枝和总花梗具紫色或红褐色斑点；外面 2 萼片线形，内面 2 枚萼片线状披针形。

清代《广群芳谱》中对凤仙花早有形象描述："桠间开花，头翅尾足具翅，形如凤状，故又有金凤之名。"金凤花为异名之一。又因古时凤仙花捣碎后可作为染指的材料，故又名指甲花。凤仙花

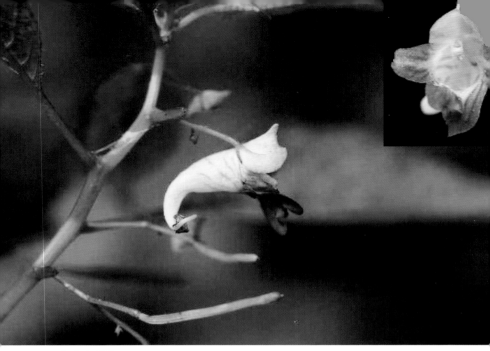

窄萼凤仙花

有小毒，入药需在中医药理论指导下使用，除了种子入药，花与茎也有药学价值。

花入药名为凤仙花，味甘、微苦，性温，有小毒。归肝、胆、脾经。具有祛风活血、消肿止痛、解毒杀虫的功效。用于治疗风湿痹痛、腰胁疼痛、妇女经闭腹痛、产后瘀血未尽、跌打损伤、痈疽、疔疮、鹅掌风、灰指甲。因其体轻、故用量较小，一般为 1.5 ~ 3 克。因有活血的作用，故孕妇慎用。

茎入药名为透骨草，味辛，性温；有小毒。归肝、肾经。具有祛风湿、活血、止痛的功效。用于治疗风湿痹痛、筋骨挛缩；外用治疮疡肿毒。因有小毒，孕妇忌服。

美丽邂逅

— 华重楼 —

【**来源**】藜芦科重楼属华重楼 *Paris polyphylla* var *chinensis*（Franch.）Hara

【**别名**】七叶一枝花、螺丝七、灯台七

【**识别特征**】多年生草本。茎带紫红色，基部有灰白色干膜质的鞘 1～3 枚。叶 5～8 枚轮生，通常 7 枚，倒卵状披针形，基部通常楔形；叶柄明显，带紫红色。花顶生，花梗长；外轮花被片绿色，内轮花被片狭条形，通常中部以上变宽；雄蕊 8～10 枚。花期 5—7 月，果期 8—10 月。

【**产地与生境**】我国四川、重庆、江西、海南、广西、广东、贵州、云南、湖南、湖北、福建、浙江、安徽、江苏、河南、陕西、西藏以及台湾均有分布。生于林下荫处或沟谷边的草丛中。

【**药材名**】重楼。

【**入药部位**】干燥根茎。

【**性味归经**】苦，微寒；有小毒。归肝经。

【**功能主治**】清热解毒，消肿止痛，凉肝定惊。用于疔疮痈肿，咽喉肿痛，蛇虫咬伤，跌扑伤痛，惊风抽搐。

【**用法用量**】入煎剂，3～9 克。外用适量，研末调敷。

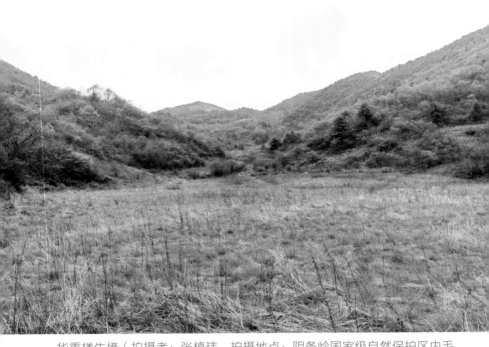

华重楼生境（拍摄者：张植玮，拍摄地点：阴条岭国家级自然保护区内毛线窝）

在阴条岭国家级自然保护区，阴条岭是重庆最高的山峰，主峰海拔 2796.8 米，平均海拔 1900 米。阴条岭也是一座中药宝库。草长莺飞的 4 月，在阴条岭国家级自然保护区时常遇到一些新奇的植物，它们就像山里的精灵，期待与你的一次美丽邂逅。

华重楼的叶片就好像楼房一样，一层一层地生长着，深绿色的叶片展开就好像一朵大花。

让时间回到十多年前，华重楼算得上是"山花烂漫"，漫山遍野都有它的影子，但那时人们对许多中药材的滥采，导致了野生华重楼稀缺。现在，华重楼 2021 年被列为国家Ⅱ级重点保护野生植物，每一次和它相遇，都让人倍感幸运。

重楼是一个大家族，华重楼只是常见的一种。之所以称为华重楼，是因为它主要生长在我国华中及西南地区。通常华重楼有七片叶子，生长出一株花，又被称为"七叶一枝花"。重楼的别名还有很多。明代李时珍在《本草纲目》中就有提到："虫蛇之毒，得此治之即休，故有蚤休、螫休诸名，重台、三层，因其叶状也，金线重楼，因其花状也。"因重楼能用于治疗蛇虫咬伤，而被称作"蚤休"或"螫休"，因其叶片生长为一层一层的，所以被称为"重台"或者"三层"；又因其花心抽丝如金，又被称为"金线重楼"。不同名称所要表达的含义也有所不同，这也是我们中华传统文化所特有的魅力。

平时一提起中药，大家脑海中只有一个念头，那就是"中药很苦"，其实并非如此，就中医药理论而言，中药五味包括辛、酸、苦、甘、咸，四性包括寒、热、温、凉，七情包括喜、怒、忧、思、悲、恐、惊。重楼味苦，性微寒，归肝经。苦，能泄、能燥、能坚。寒凉药，则有清热泻火解毒等功效。肝为"风木之脏"，七情主惊，因而重楼可以清热解毒，消肿止痛，凉肝定惊。用于疗疮痈肿，咽喉肿痛，蛇虫咬伤，跌扑伤痛，惊风抽搐。

重楼是跌打、疱疮的要药，在山里时常随身携带重楼作为急救药。通常将重楼捣碎加酒精混合，涂抹在伤口上，也可以直接将重楼研成粉末用温水送服。民间有人用重楼和猪肺一起炖煮喝汤，治疗肺痈。

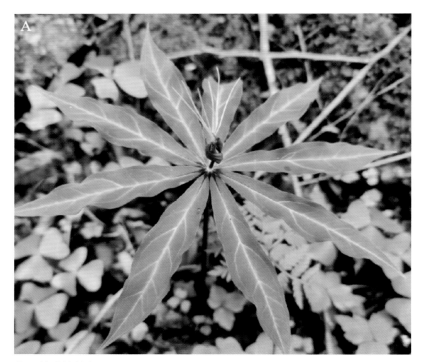

华重楼（植株）

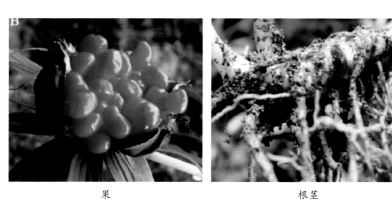

果　　　　　　　　　　　　　　根茎

华重楼（果与根茎）

重楼一般在农历五月便会回苗，七八月又由发芽而开花。华重楼还有很多变种，它们大都不是七片叶子，而是五叶、六叶、八叶、九叶、十一叶……

与重楼的相遇，可以让人领悟到中医药的博大精深，也感受到中医药千百年来为中华民族健康所作的贡献。期待与重楼更多的相遇。

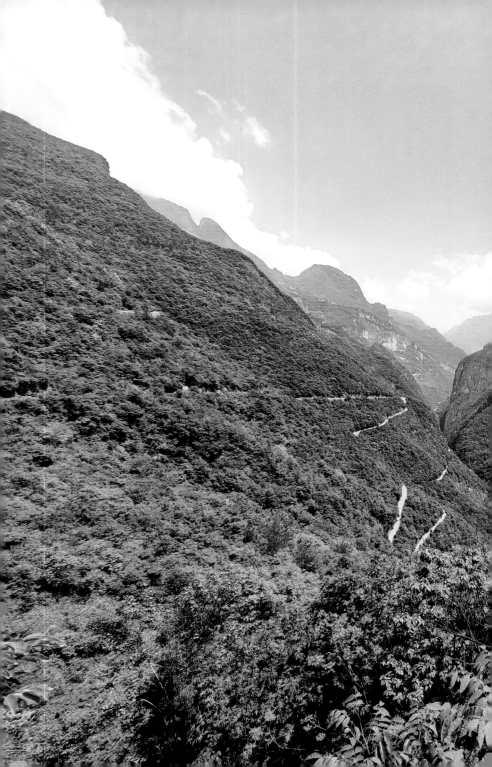

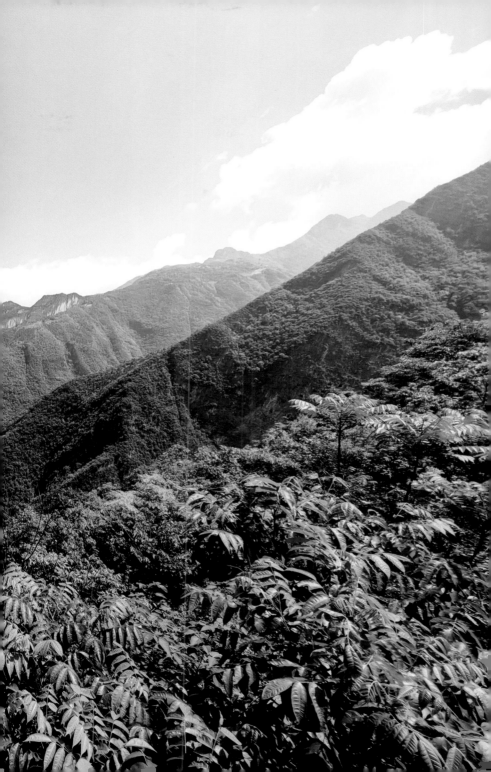

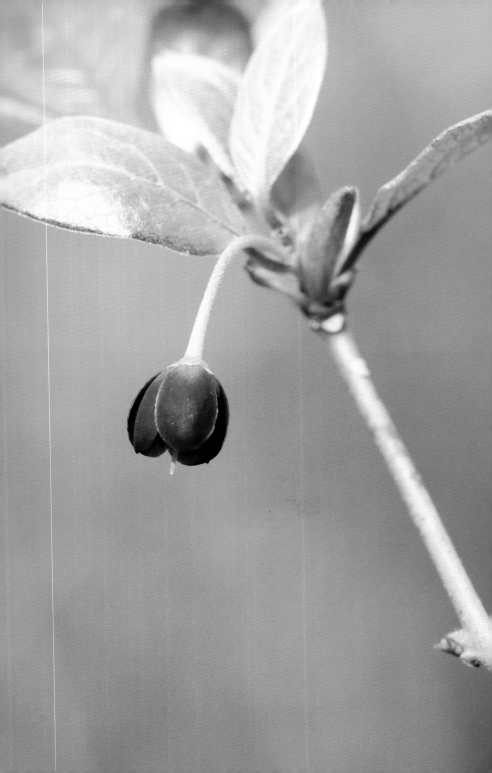